고민하는 개원의에게

개원의 지침서

고민하는 개원의에게
개원의 지침서

2013년 2월 20일 1쇄 인쇄
2015년 6월 25일 2쇄 발행

지 은 이	장화경
발 행 인	이승수
편 집	소현주 · 김현정
법률자문	법무법인 지평지성 변호사 이승현
발 행 처	도서출판 의학서원

등록번호	제406-00047호 / 2006. 3. 2
주 소	서울시 영등포구 당산로 41길 11(당산동4가) SK V1 센터 W동 1508호
	Tel 02) 2678-8070(代) Fax 02) 2678-8073
홈페이지	www.dhsw.co.kr
E-mail	bookkorea@naver.com
정 가	12,000원
I S B N	978-89-93153-49-1 03510

불법복사는 지적재산을 훔치는 범죄행위입니다.

저작권법에 의하여 무단전재와 무단복제를 금합니다.
이를 위반할 시에는 처벌을 받게 됩니다.

고민하는 개원의에게

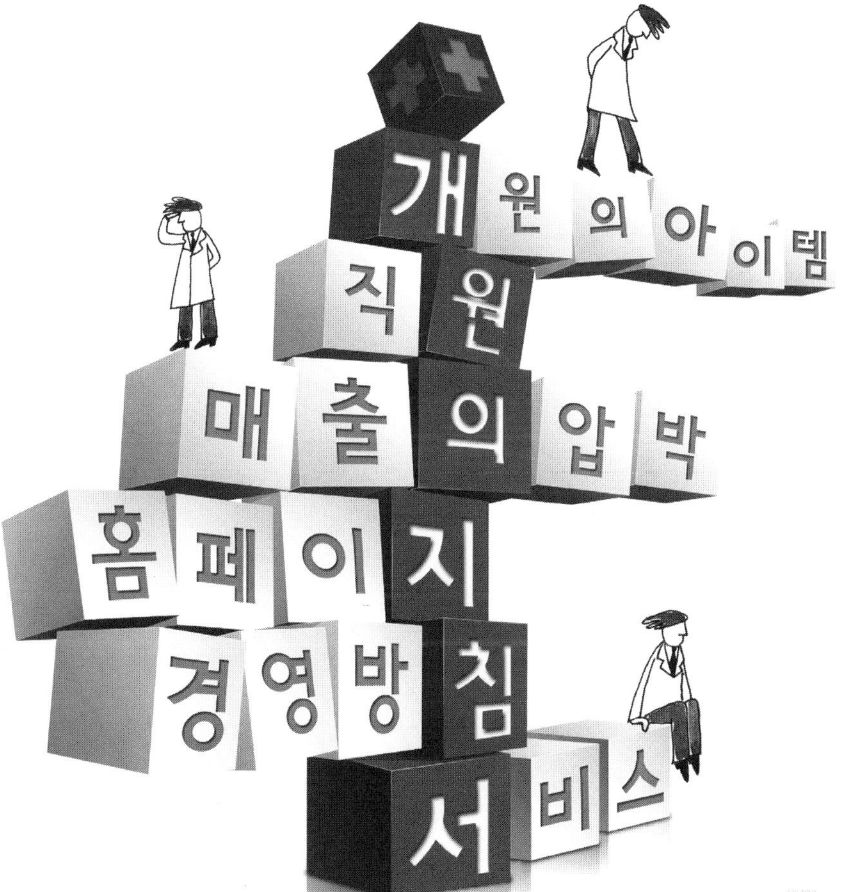

개원의 아이템
직원
매출의 압박
홈페이지
경영방침
서비스

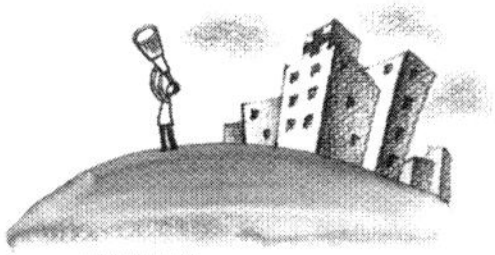

장화경 지음

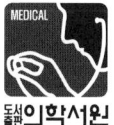

고민하는 개원의에게

의사는 고민이 많다.
무슨 과를 선택할까, 개원을 할까 말까, 언제 할까 고민이다.

개원을 해도 걱정이다.
매출 때문에 걱정, 환자 컴플레인 때문에 걱정, 내 마음대로 움직여주지 않는 직원들 때문에 걱정이다. 뿐만 아니다. 의료법부터 병원 경영, 마케팅까지 모든 것이 걱정이다.

환자도 걱정이 많다.
예뻐질 수 있을까? 내 아픔과 불편함이 고쳐질 수 있을까?
어느 병원을 가야 할까? 이 의사는 괜찮은 의사일까?

환자의 걱정을 풀어주면 개원의의 걱정도 풀린다.

병원 경영, 마케팅을 잘하기 위해서는 환자가 오고 싶은 병원을 만들어야 한다. 해답은 환자가 듣고 싶은 이야기를 들려주고, 환자가 원하는 행동을 해주는 것에 있다.

의사도 알고는 있다. 하지만 잘 안 된다. 왜냐하면 수련을 그렇게 받아왔기 때문이고, 환자가 아니기 때문이다. 환자에게 아무리 쉽게 설명하고 좀 더 다가가려 해도 한계가 있다.

의사도 괴롭다. 현실을 조금이라도 타파하고자 관련 서적을 보거나 마케팅 업체, 병원 컨설턴트를 찾아보기도 한다. 하지만 별로 신통치 않다. 관련 서적은 병원 세무나 서비스에 관련된 것뿐이다. 어느 유명 대학을 나왔고, 어떤 유명 광고 업체를 거쳐서 어떤 병원들을 진행했는지 등 이력을 어필하는 마케팅 업체나 컨설턴트들을 만나서 일을 진행해보기도 했지만 크게 달라지지 않았다. 그들은 생각보다 의료를 모르고, 환자와 병원, 의사를 모르기 때문이다.

그래서 이 책을 준비했다.

환자가 듣고 싶은 말은 구체적으로 무엇인데 의사는 어떤 동떨어진 이야기를 하고 있는지, 의사가 서비스의 중요성은 알지만 왜 행동으로 이어지지 않았는지, 어떻게 했더니 수정되고 발전할 수 있었는지 등을 담았다. 현실과 동떨어진 이론서는 개원가 의사에겐 필요하지 않다. 당장 나의 매출을 상승시킬 만한 내용, 나를 유명하게 만들 사례들이 중요하다.

    사례와 내용은 구체적일수록, 개원가 의사들에게 실질적 도움이 된다. 입지-입지 중에서도 강남, 강북, 강남구, 서초구, 사당동, 교대역, 부산, 부전동, 해운대. 진료과-과 중에서도 이비인후과, 성형외과, 피부과, 정신과, 비뇨기과, 한의원, 미용치과, 치과. 아이템-아이템 중에서도 척추, 안면윤곽, 여드름, 성전환수술. 시술법-시술법 중에서도 어떤 장비, 수술, 비수술, 미용치과 중에서도 어떤 재료, 어떤 방법, 현재 매출, 실장의 상태, 주변 병원의 이력으로 인해 내 병원이 받는 영향 등등 구체적으로 모두 말해주고 싶다. 하지만 안타깝게도 클라이언트의 보호를 위해서 정확한 지역명이나 핵심 내용은 모두 다 뺐다. 그것이 컨설턴트의 클라이언트 보호를 위한 의무 중 하나이기 때문이다. 만일 더 자세한 내용이 궁금한 독자분이 계시다면 이메일(medical799@nate.com)로 연락해주어도 좋다.

 이 책은 병원 운영의 기본인 신환, 구환, 위기 관리의 큰 그림 속에서 전개했다. 개원 초기이거나 개원한 지 시간이 꽤 지났는데도 매출이 부진할 때에는 신규 환자를 많이 오게 해야 한다. 이들을 다시 찾아오는 구환으로 만들고, 다른 환자까지 소개해주고 우리 병원만 다니는 충성 고객으로 확실하게 한다면 병원을 안정적으로 운영할 수 있는 토대는 만들어진다. 여기에 언제 닥칠지 모르는 위기에 적절하게 대응할 수 있으면 개원의와 병원은 승승장구할 수 있을 것이다. 여러분의 병원이 어느 단계에 와 있는지 생각해보고 그 지점부터 펼쳐보시기 바란다.

장화경

차례

Ⅰ. 신환 모으기

로컬병원은 비즈니스(기업)이다 15
"난 이제 기업인이다!"

종합병원 의사가 연구진이나 학생이라면
로컬병원 의사는 기업인이다
- 로컬병원 의사의 정확한 상황 인식과 마인드 변화를 통한 병원 운영 계획 제시

투자한 만큼 거둔다 38
"투자한 만큼 거둔다"

매출과 환자 수는 광고비에 비례한다
- 병원 규모와 인력, 시설에 따른 합리적인 마케팅 규모 제시

돈이 되는 아이템, 입소문 내는 역마케팅 67
"박카스 주세요~"

환자의 입에서 먼저 나오게 하라!
- 빨리 · 오래 · 인상 깊은 우리 병원만의 특성화된 아이템을 만드는 구체적인 방법

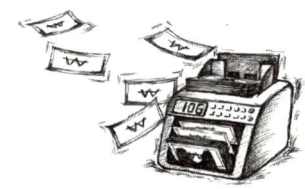

홈페이지는 가장 먼저 만나는 병원이다 ········ 113
"바쁜데 병원을 찾아다닐 순 없죠. 홈페이지를 먼저 봐요"
홈페이지는 고객과 가장 먼저 만나는 마케팅이다
– 병원 매출과 직결되는 홈페이지 만드는 방법

매체마다 마케팅 방식도 다르다 ········ 127
"인터넷에 '점빼기'를 치니까 확 눈에 띄더라고요"
예비 소비자의 눈을 사로잡아라
– 홈페이지, 온라인 마케팅 등 효과적인 매체별 마케팅 방법

Ⅱ. 구환을 충성고객으로

로컬병원의 경쟁력은 고객 서비스 ········ 141
"이 병원만 오면 대접받는 느낌이 들어서 자꾸 오게 되요"
서비스도 경쟁력이다
– 로컬병원의 경쟁력을 키우는 고객 서비스 향상 비법

VIP관리는 더욱 특별하게! ········· 146
"때가 되면 알아서 챙겨주는데 어떻게 다른 병원을 가요~"
단골 고객이 바로 VIP!
– 병원 매출 상승과 충성고객을 늘리는 방법

원장이 병원의 얼굴이다 ········· 152
"○○원장님이라면 뭘 해도 믿을 수 있어!"
원장만 변해도 병원은 살아난다
– 전문성, 서비스, 고객 응대 등 로컬병원 원장의 운영력을
  키우는 방법

내부 실장, 라뽀 ········· 157
"실장 언니가 권하는 시술은 왠지 믿음이 가요"
환자를 친구로 만들어라
– 내부 상담 실장이 환자와 라뽀를 형성하는 법

잘된 이벤트는 병원의 효자 상품 ········· 167
"병원 이벤트는 불법 아닌가요?"
의료법을 꼼꼼히 살피면 답이 있다!
– 합법적으로 고객 대상 이벤트를 할 수 있는 방법

Ⅲ. 위기관리

의료법은 마케팅의 기본 ……… 175
"지피지기면 백전백승!"

의료법의 테두리를 벗어나면 안 된다
- 헷갈리기 쉬운 의료법과 그 속에서의 효율적인 마케팅 방법

반드시 대비해야 하는 병원 위기관리 ……… 181
"위기는 빨리, 정확하게 해결하라"

모든 상황에 대처할 수 있는 매뉴얼을 만들자
- 다양한 위기 상황에 따라서 신속하게 대처할 수 있는 위기관리 매뉴얼

누구도 가르쳐주지 않는 Tip ……… 185
좋은 업체 고르는 법

마무리하며 ……… 196

I
신환 모으기

- 로컬병원은 비즈니스(기업)이다
- 투자한 만큼 거둔다
- 돈이 되는 아이템, 입소문 내는 역마케팅
- 홈페이지는 가장 먼저 만나는 병원이다
- 매체마다 마케팅 방식도 다르다

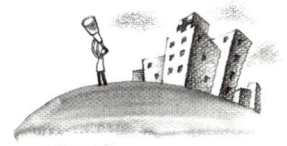

Ⅰ. 신환 모으기

1. 로컬병원은 비즈니스(기업)이다

"난 이제 기업인이다!"
종합병원 의사가 연구진이나 학생이라면
로컬병원 의사는 기업인이다.

1) 로컬과 3차 병원은 다르다

종합병원이 진료와 봉사에 가깝다면 로컬병원은 장사에 가깝다.

다시 말해서, 당신이 종합병원(2차·3차 상급 수련병원 종합병원, 대학병원을 통칭해서 말함)을 거쳐 은퇴 후에도 개원에는 관심이 없다면 진료와 봉사에 집중해야 하고, 로컬병원을 선택했다면 '돈'에 집중해야 한다.

만일 의료 봉사를 하면서 평생을 보내고 싶은 의사라면? 이 책을 읽을 필요가 없다.

이 책은 로컬병원을 선택한 의사를 위한 책이다. 로컬병원을 선택한 이유는 아마도 돈을 벌기 위해서일 것이다. '돈'이 궁극적인 목표는 아니라고 해도 개원을 한다면 일단은 대출금도 갚고 가족과 자신의 생계를 이어나가야 하고 여러 가지 이유로 돈을 벌어야 한다.

개원가의 원장인 당신은 이제 고객이 지불하는 비용으로 병원을 꾸려나가야 하는 비즈니스맨이 되었다는 뜻이다.

개원가로 나왔다면 지난 시절 의대생으로 선망 받고, 3차병원에서 레지던트, 펠로, 교수로 생활하면서 환자들의 존경과 우대, 감사를 받던 특권의식부터 없애야 한다.

이제, 마인드의 전환이 필요하다.

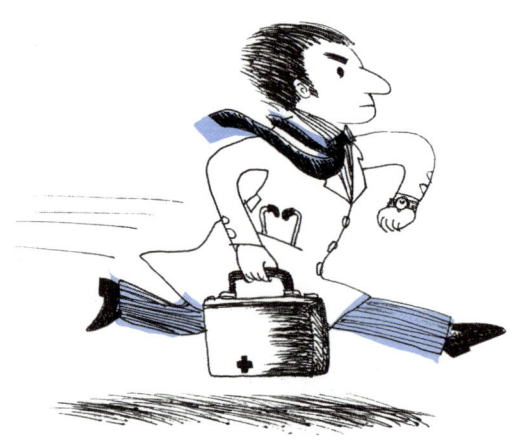

〈개원가 원장이 되었다는 것은 비즈니스맨이 되었다는 뜻이다.〉

2) 로컬병원 환자는 의사를 기다리지 않는다

자, 의사 가운을 벗고 제3자가 되어 주변을 둘러보자.

몸이 아파서 로컬병원을 찾는 사람들은 과연 얼마나 있는가?

아파서 오는 경우도 있지만 촌각을 다투는 목숨을 담보로 한 심각한 병은 아니다.

이제 아파서 로컬병원에 오는 사람들은 거의 없다.

성형외과나 피부과는 두말할 것도 없고 내과나 정형외과도 죽을병을 치료하기 위해서는 로컬병원을 찾지 않는다. 좀 더 건강해지고, 좀 더 예뻐져서 삶의 질을 높이기 위해서는 로컬병원을 찾지만 자신의 생명과 연관이 되어 있다면 3차병원 등 상위 의료기관으로 간다. 그리고 목숨을 살리기 위해서 모든 노력을 기울인다.

"선생님, 선생님. 어떻게 된 거죠? 우리 아이 좀 살려 주세요."
"선생님, 우리 남편이 조금만 더 오래 살 수 있게 해주세요.
  제발, 도와주세요."

몇 달에 걸쳐서 진료예약을 겨우 받고, 짐을 싸들고 올라와서 의사 선생님을 한 번이라도 더 보기 위해 종합병원 진료실 앞에 대기하고 있는 보호자들의 모습은 요즘도 종종 만날 수 있는 풍경이다.

물론, 종합병원 또한 의료의 질뿐만 아니라 서비스도 강조되고 있는 추세이며 3차병원 의사는 희생, 봉사정신을 기본 바탕으로 하고 있기는 하지만 그들은 여전히 환자와 보호자, 그 위에 존재한다.

그러나 로컬병원은 다르다.

로컬병원은 이제 문 열어놓으면 환자가 알아서 찾아오던 시대는 지나갔다.

진료실 앞에서 긴 시간을 아낌없이 기다리며 "선생님, 선생님!" 하고 자신을 낮추는 일은 앞으로도 그리 흔한 광경은 아닐 것이다.

서비스나 실력이 좋지 않으면, 시설이 마음에 들지 않으면…… 환자들은 바로 발길을 돌린다.

조금만 마음에 안 들어도 바로 다른 병원으로 간다.

환자의 기분이 조금만 상해도 곧바로 외면당하는 것이 로컬병원의 현실이다.

널리고 널린 게 병원인데 참을 필요가 있겠는가?

어디 그뿐인가!

안티가 생기고, 소송건수도 늘어나고, 이른바 '진상'환자도 생긴다.

대기실 혹은 병원 앞에 진을 치고서 물어내라, 원장 나와라, 당장 보상하라 목소리를 높이는 환자와 보호자들은 환자 입장에서도 안타까운 일이지만 병원 입장에서도 상당히 난감하다.

심지어 병원장 집까지 찾아와서 시위를 하기도 한다.

이것이 바로 로컬병원의 현실이다.

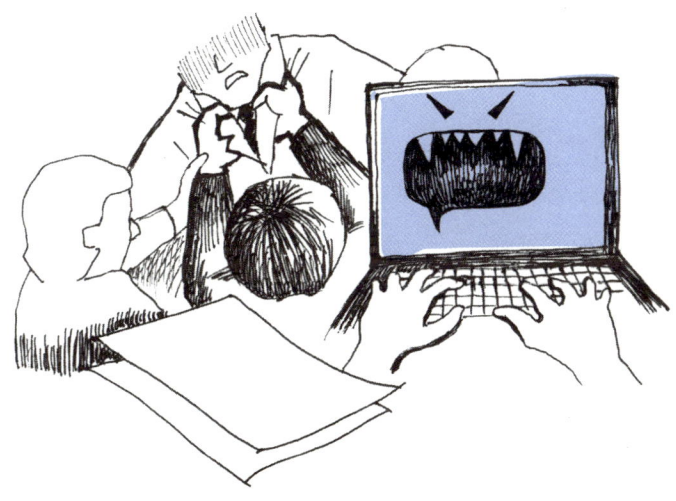

〈온라인에 글 올리는 모습, 병원 앞에서 시위하는 모습, 소송장면, 의사멱살잡이하는 모습이 로컬병원의 현실이다.〉

3) 무조건 친절하라!

도심지가 아닌 곳에서 개원하고 여타 주변의 눈길을 끄는 것도 아니었던 A원장.

병원장들 모임이 있을 때면 다른 원장들은 자신들의 실력과 업적을 조금은 드러내며 과시욕을 보이기도 했지만 그는 좀 달랐다. 순박한 얼굴로 다른 원장들의 자화자찬에 귀를 기울이며 웃는 얼굴로 듣고만 있을 때에도 그저 아직 뭘 잘 모르는 초보 원장으로만 보였다.

그런데! 웃으면서 뺨친다고 했던가!

병원장들 가운데 가장 뭘 모르는 것처럼 보였던 A원장의 병원을 방문했다가 깜짝 놀랄 수밖에 없었다. 대기실에 북적이는 환자들은 대체 어떻게 알고 찾아온 것이며, 이렇게 많은 환자들로 벌어들이는 매출은 과연 얼마나 된단 말인가. 모임 당시 다른 원장들은 괜히 조금은 우쭐했다고나 할까. A원장과는 다른 행보를 보였던 원장들은 월매출 5,000만 원, 아니 3,000만 원도 넘지 못하거나 경영 상황이 좋지 않던 상황이었다. 반면, 알고보니 알짜배기였던 A원장은 혼자서는 나오기 힘든 금액을 넘어 일반 병원의 5배 이상의 매출을 한 달에 올리고 있었다고 한다.

비결을 엿보니 그리 대단한 필살기가 있는 것도 아니었다. 독특한 비법의 실력이 있는 것도 아니었다. 특별한 보드나 다른 클리닉과는 다른 차별화를 갖고 있는 것도 아니었다. 그런데 아주 사소한 부분에서 차이가 있었다. 아니, 어쩌면 가장 중요한 차이인지도 모르겠다. 3,000원짜리 보험환자가 방문해도 치료가 끝난 후에는 엘리베이터까지 배웅하면서 실장과 함께 코가 땅에 닿도록 90°로 인사를 하는 것이었다. 왜 그러냐고 물어보니 본인은 병원을 개원했다고 생각하지 않는다고 한다. 미용실을 열었다는 마인드로 환자를 대한다는 것이다.

 마케팅 전문가의 관점에서 보면 무서운 사람이었다. 이런 병원이 옆 병원이 되면 경쟁 병원 입장에서는 두려운 것이고 마케팅을 하는 동업자 입장에서는 대단한 것이다. 특히 로컬병원 마인드에 가장 적합한 좋은 원장이 되는 것이다. 그는 튀지 않는 태도로 다른 원장들의 경계심을 풀고 환자에 대한 끝없는 친절과 낮은 자세로 실속을 챙기고 있었던 것이다. 다른 원장들은 A원장이 튀거나 경쟁심을 유발해보이지 않기 때문에 병원이 잘 되는지도 모르고 시기, 질투는 물론 견제조차 하지 않았던 것이다.

 실제로 보건소에 제보하고 해코지하는 이들의 상당수는 같은 의사이거나 병원 직원 혹은 관련 업계 회사가 배후에 있다는 소문이 있다. 내가 잘 되는 것을 질투하는 옆 병원 원장이나 친구가 나의 허점을 찾아서 신고한다는 것이다. 물론 위반사실을 알게 된 환자나 보호자가 신고를 하는 경우도 많겠지만 전문가가 아닌 경우에는 의료법 위반 여부를 속속들이 알기 어렵다는 점을 고려한다면 위의 소문이 전혀 근거가 없는 것은 아닌 것으로 보인다.

'내가 의사야' 하면서 뻣뻣한 태도로 일관하는 원장과 미용실을 개원했다는 생각으로 고객들에게 무릎으로 기는 서비스를 마다않는 원장 가운데 과연 누가 더 로컬병원에 맞는 원장일까? 과연 누가 더 잘 될까?

암을 한 번에 고칠 수 있는 대실력자라면 모르겠다. 그런 의사는 서비스가 아무리 형편없어도, 병원이 아무리 깊은 산 속에 숨어 있어도 환자들이 알아서 찾아갈 것이다. 그런데 피부 고민을 해결하는 실력이 의사에 따라서 하늘과 땅 차이만큼이나 클까? 비만을 단 한 번 만에, 식단 관리나 아무런 자신의 관리 없이 몸에 무리도 가지 않도록 해결할 수 있는 게 아니라면, 기미를 한 번에 모조리 깨끗하게 없앨 수 있는 게 아니라면, 필러를 몸에 무리 없이 100년 동안 유지되도록 시술할 수 있는 게 아니라면, 만성 퇴행성 척추질환을 단 하루 만에 깨끗하게 낫게 하는 게 아니라면 남은 것은 단 하나. 서비스이다. 서비스를 높여야 한다.

엇비슷한 실력의 의사들끼리 경쟁하는 로컬병원에서는 서비스가 최고의 실력이자 최고의 경쟁무기인 시대임에 틀림없다. 실력이나 연구로 오늘 하루 만에 답을 낼 수 없다면, 아니 그렇다 해도 개원의들은 일단 친절해야 한다.

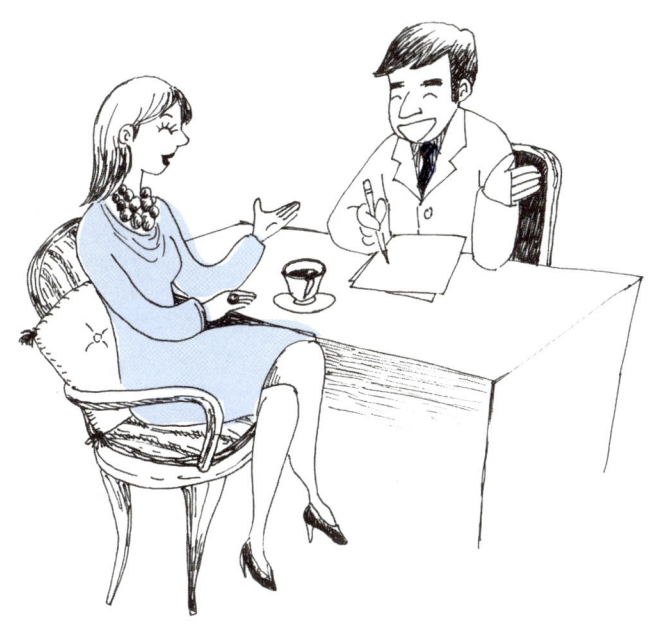

〈로컬병원은 환자에게 좋은 서비스를 제공해야 한다.〉

4) 모든 환자는 소중한 고객님이다

경기는 점점 더 나빠지고 있다. 그럴 때 가장 먼저 매출이 떨어지는 업종은 서비스업이다. 조류독감 때 사람들이 가장 먼저 발길을 끊은 곳은 다름 아닌 백화점과 로컬병원이었다. 아, 물론 소아과와 내과, 이비인후과는 제외하고 말이다. 피부과나 성형외과 등 시술을 받지 않는다고 해서 당장 죽지 않는 과는 어느새 개미 한 마리 보이지 않는 상황에 놓이게 된다. 언제 어떻게 죽고 살지 모르는 상황에서 그런 곳을 누가 가겠는가? 사람 많은 곳에 가면 오히려 전염이 될 수 있는데 그런 곳을 가겠는가? 생필품은 굳이 백화점을 가지 않고 인터넷으로 구매하면 되고, 당장 죽지 않는 피부과와 성형외과는 상황이 조금 더 나아진 다음에 가도 될 일이다.

이런 시대일수록 10만 원도 비싸다는 환자들이 많다. 물론 이들 대부분 코 필러 시술이 10만 원이면 싸다는 것을 모르지는 않는다. 그런데 '싼 게 비지떡'까진 아니더라도 가격이 싸지면 그 안에 모든 것이 다 올 수는 없다는 것 정도는 알아야 하는데 그렇지 않다. "이 가격이 맞나요?"라고 되물으며 너무 저렴하다고 의심을 하면서도 그 한계를 인정하지는 않는 사람들이 있다. 싼 시술을 받으면서도 서비스는 몇 천만 원짜리를 받고 싶은 것은 10만 원짜리 환자들이 더 심하면 심했지 덜하지 않는다고 한다. 오히려 몇 천만 원짜리 시술 환자는 사소한 것은 그냥 넘어가는 여유가 있다고 한다. 그런데 저렴한 시술을 받는 환자 중에 사소한 것에 마음이 많이 상해서 크게 화내는 경우가 많다고 한다. 작은 것도 크게 문제시하여 환불받으려는 환자, 서비스 못 받았다고 이른바 '진상'부리는 환자, 서로 잘 이야기하면 웃으면서 넘어갈 수 있는 별것 아닌 것을 인터넷에 유포하는 환자 중에는 저렴한 시술을 받은 환자들이 적지 않다고 한다.

<B원장의 사례>

그는 환자가 진료실로 들어올 때마다 의자에서 일어나서 90°로 몸을 숙이며 '어서 오시라'고 인사를 한다고 한다. 100명의 환자가 오면 100명 모두에게 말이다. 저렴한 시술을 예약한 환자들이 '내가 적은 돈을 냈다고 대우도 잘 받지 못하는 것이 아닌가' 하는 의심과 소심한 마음을 갖고 들어선 진료실에서 의사의 고개 숙인 모습을 보면 무슨 생각을 하겠는가?

'적은 돈을 낸 나를 위해서 의자에서 벌떡 일어나서 90°로 인사를 하다니…… 나도 대우받고 있구나'라며 안심할 것이다. 이런데 어떻게 병원이 안 될 수 있겠는가?

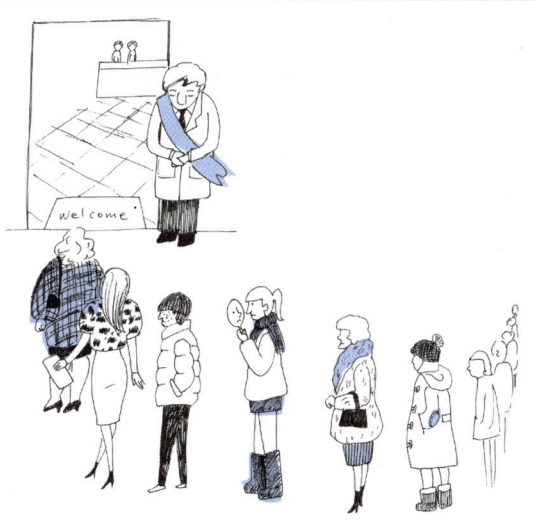

〈B원장은 100명의 환자가 오면 100명 모두에게 똑같이 인사한다.〉

<C원장의 사례>

키도 크고 얼굴도 잘 생겼다는 소리를 듣는 C원장. 실력이 뛰어나다는 평판을 듣는지는 알 수 없지만 전 직원들에게 호텔 같은 서비스를 선보이도록 했다. 예를 들면 안내 데스크에 앉아 있는 직원들은 손님이 올 때마다 모두가 벌떡 일어나서 90°로 인사하도록 했다. 실제 C원장의 성격은 어떤지 알 수 없으나 가장 밝고 온화하고 착한 얼굴로 환자를 맞이했다.

그 원장에게 화상을 입은 어머니를 모시고 간 여성 보호자가 있었다고 한다. 그런데 C원장은 어머니의 손을 잡아주고 상처를 이리 돌리고 저리 돌려보면서 꼼꼼하게 살피고 눈을 마주치며 "많이 아프셨죠?"라면서 진심어린 위로의 말을 해 줬다고 한다. 약을 발라주면서도 "좋은 따님 두셨으니 특별히 신경 써서 잘 고쳐주겠습니다"라는 안심 섞인 말까지 잊지 않았다고 한다. 만약, C원장에게 실력이 없다고 하더라도 그런 다정한 말 한마디, 친절한 시선 한 번에도 모든 병은 씻은 듯이 나은 것 같은 기분이 들 것이다.

'서비스를 향상하라'는 말 속에는 '친절하라', '실력을 키워라', '전문분야를 만들어라', '체계를 갖추어라', '깔끔한 시설을 만들어라', '동선을 꼬이지 않게 하라' 등이 모두 포함된다.

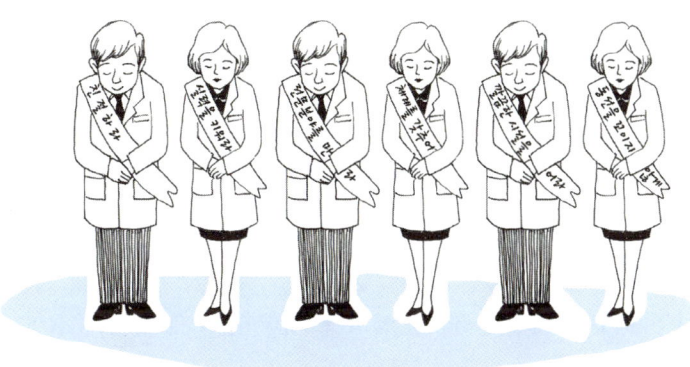

〈"서비스를 향상하라"라는 말 안에, 친절해라, 실력을 키워라, 전문분야를 만들어라, 체계를 갖추어라, 깔끔한 시설을 만들어라, 동선을 꼬이지 않게 하라 등등이 모두 포함된다.〉

5) 낮춰야 올라간다

의사들이 농담 반 진담 반으로 하는 말이 있다.

"병원 가지 마라."

일반적인 증상은 가만히 잘 쉬면서 시간이 지나가면 낫고 죽을 병은 의사도 못 고친다.

경기는 점점 안 좋아지고 의사는 넘쳐 나는데 병원은 계속해서 생겨나고 또 망하는 시대이다. 암을 한 번에 완치시킬 수 있는 대단한 능력을 가졌는가? 물론 대부분의 로컬병원 원장은 그렇지 않다.

그렇다면 우리가 키워야 할 능력은 무엇인가?

자신이 '의사'라는 특권의식과 고자세는 당장 내다버리자. 나를 낮추고 환자에게 친절하게 다가가려는 자세를 가져야 한다. 의사 스스로 생각해서 '이 정도면 충분히 친절하겠지'라고 만족해서는 안 된다. 자신이 생각하는 것보다 더 낮춰야 한다. 자기 자신을 낮췄다고 한들 일반인에 비하면 반의 반도 못 된다. 요즘에는 '환자와 라뽀를 형성하는 방법' 같은 의대 수업 시간도 있다고 한다. 그리고 요즘 의사들 가운데는 그런 친구들도 꽤 많다. 실력도 있고, 외모도 괜찮고, 친절하기까지 한, 그런 의사가 있는데 어느 누가 그 병원을 마다하겠는가?

의사라면, 로컬병원을 운영하는 의사라면 자신의 본분인 치료에 전념하면서 서비스나 치료 이외의 시너지를 줄 수 있는 것들을 개발하고 향상시키도록 노력해야 한다.

그런데 고참 원장들 가운데에는 여전히 구시대적인 의사의 권위를 고수하는 경우가 많다. 언제까지 예전의 부귀영화를 추억하면서 한탄만 하고 있을 것인가? 더욱 분발해야 한다. 경기는 계속 나빠지는데 젊음과 패기, 친절을 무기로 치고 올라오는 젊은 원장들은 계속해서 많아진다. 이럴 때일수록 노력해야 한다. 더욱 분발하고 행동하면 권위주의 원장의 이미지에서도 벗어날 수 있다. 나이도 들었고 몸에 밴 친절은 부족할 수 있어도 고참 원장에게는 젊고 친절한 의사들이 갖고 있지 않은 연륜이 있지 않은가? 그동안 자신이 살아온 세월, 겪어온 수많은 경험은 아주 튼튼한 자산으로 쌓여 있지 않은가?

희망을 놓지 말자.
생각을 바꾸고 바로 행동하자.
변화하고자 한다면 지금이 가장 빠른 때이다.
아직 늦지 않았다.

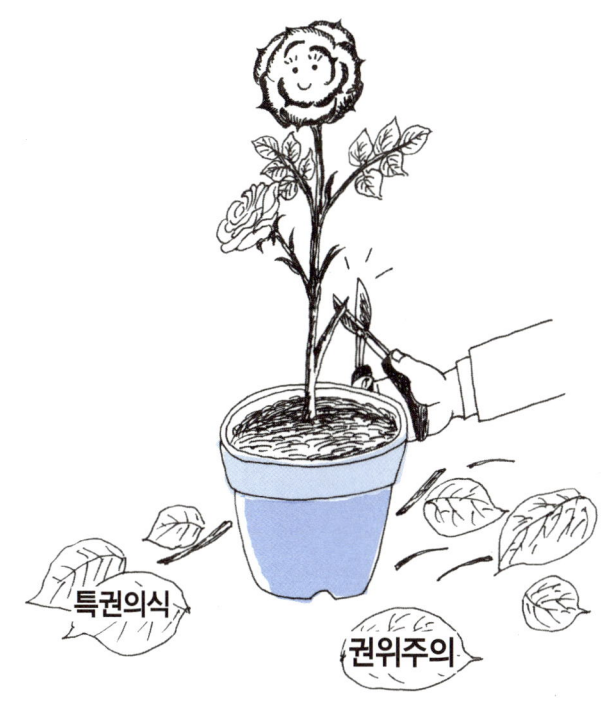

〈권위주의, 특권의식을 버리고 환자 앞에서 자신을 낮춰야 한다.〉

개원한 지 10여 년 정도된 한 병원.

예전에는 남부럽지 않은 매출을 올리면서 속칭 '잘나가던 병원'으로 알려진 곳이다. 그동안의 역사가 괜히 만들어진 것은 아닐 터. 지금도 당연히 잘 되고 있을 것이라 예상했다. 그런데 그 병원을 방문했다가 몇 가지 문제점을 발견할 수 있었다. 물론 환자가 아예 없는 것은 아니었다. 그런데 인테리어나 병원의 전체적인 분위기가 너무 오래된 느낌을 주고 있었다. 환자들은 예약을 하고 왔음에도 불구하고 대기실에 다같이 앉아서 기다리고 있었다. 특히 프라이버시가 중요한 산부인과, 비뇨기과 같은 민감한 질환도 다루는 병원이었음에도 환자들은 서로의 얼굴을 마주보면서 대기하고 있었고, 그중에는 마취연고를 바르는 등 남들에게 들키고 싶지 않은 상태를 하고 있는 환자들도 있었다. 마케팅 방식도 기존의 방식을 고수하여 그 효과를 보기 어렵다고 판단되었다.

마케팅에 들어갔지만 초반에는 생소한 병원 마케팅의 효과에 대해서 의구심을 갖고 있었고, 이에 대하여 비용을 지출하는 것에도 약간의 거부감을 갖고 있었다. 물론 컨설팅 한 달 만에 매출이 급속도로 오를 수 있는 처방(?)을 내려서 처음의 의구심은 사라졌고, 그 후부터는 컨설팅 내용을 신뢰하고 잘 따라오긴 했다. 하지만 여전히 오랜 세월 몸에 배어 있는 로컬병원 의사 마인드가 아닌 습성을 버리는 것은 쉬운 일이 아니었다. 이런 경우 아무리 좋은 컨설팅이 뒷받침되어도 실질적인 마케팅 효과에는 한계가 있을 수밖에 없다.

로컬병원 최적의 의사 마인드는 위에 언급한 대로 병원이 아닌 미용실 같은 서비스업체를 열었다고 생각하는 것이다. 그런데 서비스 마인드는 고사하고 이른바 의사라는 권위의식, 비서비스 마인드를 버리지 않는 것 자체가 마케팅의 함정이 되는 현실 속에서 특히 옛날 원장일수록 고전하는 경우가 많다. 예전에는 잘나갔는데 지금은 안타까울 따름이다. 실력도 어느 정도 있는 원장이라면 더 안타깝다. 결국 버티지 못하고 병원 문을 닫고 온 데 간 데 없이 사라지는 원장들에게는 진료를 받고 싶어도 받을 수 없으니 말이다.

6) 시설도 서비스이다

에스테틱 치료를 받고 돌아가던 환자가 4층에서 발을 헛디뎌 굴러떨어진 사건이 있었다. 치료도 잘하고, 서비스도 좋으면 끝인가? 이 같은 사소한 부주의로 인해 병원의 이미지는 더욱 나빠졌을 수 있다.

30분에서 한 시간 이상 소요되기도 하는 에스테틱 관리를 받는 동안 잠이 드는 경우가 꽤 많다. 관리가 끝났다는 안내를 듣고 잠이 덜 깬 상태에서 정신없이 나오다가 그만 굴러떨어지고 만 것이다. 결국 병원은 그 환자에게 손해배상을 해줘야 했고 시설이 형편없어서 갈 곳이 못 된다는 평판을 덤으로 얻었다. 치료와 응대 모두 잘해줬지만 욕만 먹은 사례이다.

시설물을 포함하여 환자를 위한 모든 편의에 주의를 기울여야 한다.

이것이 모두 서비스이다.

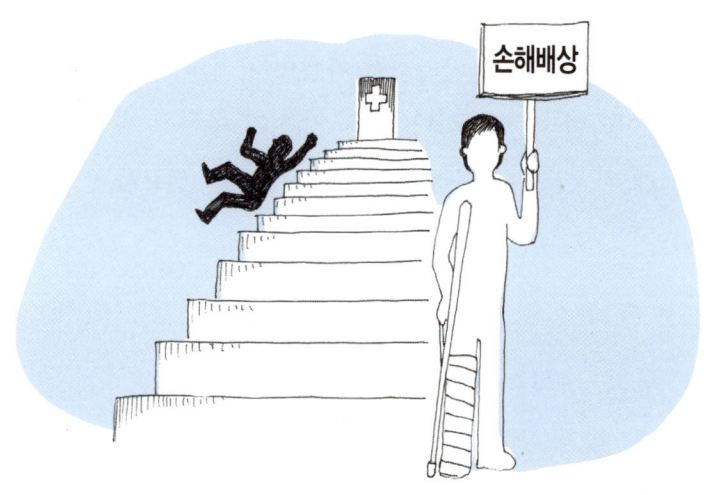

〈치료를 잘해도 서비스가 나쁘면 이미지가 손상될 수 있다.〉

병원 문을 열고 들어와서 안내 데스크에서 접수를 한 뒤에 실장을 만나서 상담을 하고, 원장을 만나서 치료를 받고, 관리를 받고 되돌아 나오는 하나의 동선이 꼬이면 안 된다. 환자가 방문해서 나갈 때까지의 순서와 역할에 맞춰서 필요한 공간이 위치해 있어야 하는데 이렇게 당연한 배치조차 지켜지지 않고 있는 병원이 의외로 많다.

병원 문을 열고 들어오니 에스테틱실이 있고, 원장실이 있다.

그리고 그 옆에 사람들이 왔다 갔다 하면서 옷 갈아입는 탈의실이 있다고 하자. 이런 병원에서 환자들이 마음 편하게 진료를 받을 수 있겠는가? 환자가 방문해야 하는 방이 순서대로 배치되어 있어야 이방 저방 왔다 갔다 할 필요 없이 이동거리를 최소화하는 것은 물론 프라이버시도 지킬 수 있다. 나오는 손님과 들어오는 손님이 계속해서 부딪히고 화장을 벗고 시술하는 난처한 장면이 대기실에 있는 많은 사람들에게 공개된다고 생각해보라. 예전 남자친구나 예비 시어머니라도 만나는 참담한 일이 벌어진다면 아무리 뛰어난 실력을 지닌 병원이라도 다시는 가고 싶지 않을 것이다.

안내 데스크는 병원 출입구와 마주하고 있어야 환자가 들고나는 동선을 잘 파악하고 대처할 수 있다. 그런데 옆으로 있거나 심지어 등을 지고 있는 경우도 많다. 인테리어나 풍수지리상의 장점을 따질 것도 없다. 아무리 좋은 의도를 가지고 있다고 해도 환자가 오는지, 가는지, 다쳤는지, 아니면 싸우고 있는지는 알아야 할 것 아닌가? 하지만 로비의 상황조차 제대로 몰라서 환자들의 화를 돋우는 경우가 많다.

더 나아가보자. 병원을 찾는 환자들이 가장 먼저 만나게 되는 시설은 무엇일까? 바로 주차장이다. 시술하러 왔을 때 제일 먼저 만나는 사람은 발레 파킹을 해주시는 분이나 주차장 직원이다. "발레 파킹은 건물 전체에서 같이 쓰기 때문에 우리가 관여할 수 없는데요?" 모르는 소리. 발레 파킹 인력에게 '기사'라는 직함이 찍힌 명함을 주는 곳도 있다. 단정하게 옷을 입은 말끔

한 청년이 친절하게 안내를 해준다면 병원에 대한 첫인상은 그 이상이 될 것이다. 또, 안면윤곽 등 성형수술을 하는 곳의 주차시설이 건물 안쪽으로 들어오게 돼 있어서 차에서 내려서 바로 엘리베이터를 타고 해당 시술을 받을 수 있는 곳으로 이동할 수 있는 시스템을 갖춘 병원은 그렇지 않은 병원과 엄청나게 다른 이미지를 심어줄 것이다. 알고보면 당연하고 간단한 일 같지만 이렇게 작은 부분까지 세세하게 알아서 신경 쓰지 못하는 병원(의원급, 병원급 통틀어 병원으로 통칭하겠다)이 대부분이다.

3차병원이야 위치가 어디에 있든, 동선이 복잡하든 누가 뭐라고 하겠는가? 환자들이 아쉬우면 싫어도 다음에 또 다시 찾아갈 텐데.

하지만 로컬은 아니다.
환자가 싫으면 거기서 끝이다. 다음은 없다.

서비스는 이렇게 시설물이나 동선 등 환자들이 조금이라도 불편을 느끼는 것까지 모두 배려하는 것이다. 로컬에서는 환자라는 개념도 달라지고 있다. 목숨 걸고 아파서 오는 사람들은 거의 없는 상황에서 환자라기보다는 고객이라고 하는 것이 맞을지도 모르겠다. 그래서 최근에는 아예 고객님이나 홍길동님 등 이름에 '님'자를 붙이는 것으로 대신하는 경우가 많다.

7) 청결과 위생은 기본

자금이 여의치 않아 강북에서 영업 중인 병원을 인수한 경우가 있었다. 방문 즉시 몇 가지 문제점이 발견되었다.

기존의 병원을 이어받으면서 새롭게 인테리어를 하기 어려웠다면 깔끔하기라도 했어야 했다. 통일성 없는 인테리어와 정리 정돈까지 미흡하여 거부감이 들 정도였다. 건물은 너무 오래 돼 낙후됐고 간판은 눈에 잘 띄지도 않는 어두운색이었던가? 오픈한 지 얼마 되지 않았다는 데에도 밖에서 일부러 찾아 들어가기가 힘들 정도였고 안으로 들어가니 병원은 고사하고 다른 서비스업에도 적합하지 않을 정도였다.

이야기를 들어보니 이제까지 시행했던 아이템들이 효과를 본 것이 없었다고 한다. 입지 자체는 유동인구도 많고 나쁘지 않았다. 그런데 주변 병원에서 잘 되고 있는 아이템을 더욱 싼 가격으로 했는데도 잘 되지 않았다고 한다. 온라인과 오프라인 마케팅을 모두 해봐도 신통치 않았다고 효과 좋은 아이템이 없는 것 같다면서 마케팅을 의뢰했다. 그래서 마케팅 의뢰를 거부했던 경우 중에 하나이다. 이런 경우는 마케팅보다 우선 되어야 할 것이 병원 재정비이다.

더럽고 어수선한 식당에서 밥을 먹고 싶겠는가?

마찬가지이다.

어느 환자가 더럽고 어수선한 병원에서 병이 나을 수 있다고 생각하겠는가? 어떻게 그런 곳에서 예뻐질 수 있다고 생각하겠는가? 그곳에 가면 없던 병도 생기는 기분이 들 것이다.

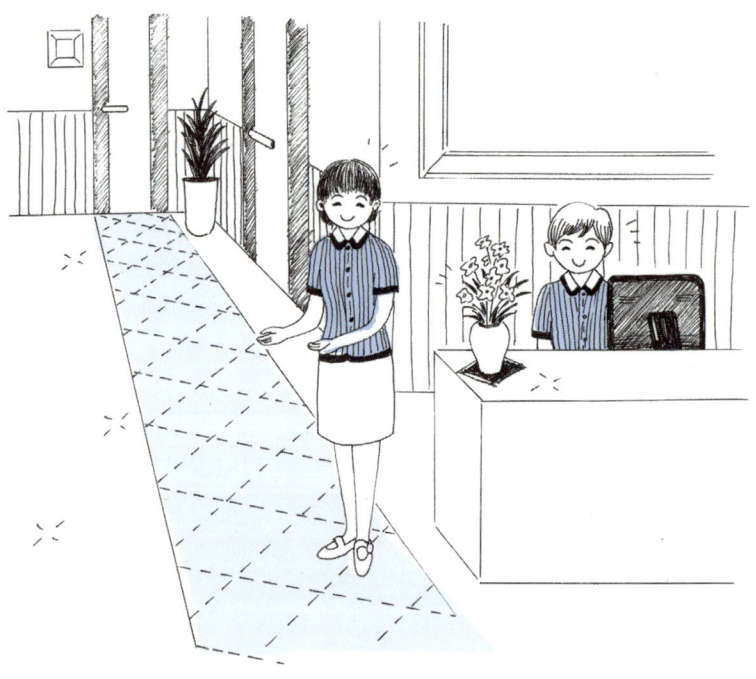

〈낡고 어수선한 식당에서 밥을 먹고 싶겠는가? 병원도 마찬가지이다.〉

시설물은 당연히 깨끗해야 한다. 최고급 인테리어에 깨끗하고 안락한 실내 공간, 친절한 직원과 원장이 좋은 실력까지 갖추고 있으면 금상첨화겠지만 병원이 작더라도 실내가 깨끗하면 일단 신뢰가 간다.

깨끗하고 잘 정돈된 인테리어는 당연한 것이고 직원 복장이나 가운에 이물질이 묻은 것 같은 아주 작은 것에도 환자들은 신뢰감을 잃는다. 뿐만 아니라 환자들은 소리에도 민감하다. 직원들이 슬리퍼를 끌고 다녀서 베드에 누워 있을 때 신발 소리가 거슬린다거나 음악 소리가 너무 크거나 또는 선곡이 부적절할 때에도, 직원들이 나누는 이야기 소리나 전화 받는 소리가 환자의 귀에 들어가는 것 모두 부정적 이미지로 받아들이니 조심해야 한다.

'깨진 유리창 법칙[1]'이라고 하지 않았는가! 침소봉대하는 것이 아니라, 이런 이론까지 갈 것도 없이 위생이 기본인 병원이다. 청결이 최우선이다. 데스크 직원 유니폼에 실밥 풀린 것까지 모두 체크해서 깔끔하고 깨끗하게 유지하라. 그것이 바로 서비스이다.

---

[1] 범죄 심리학의 이론에 따르면 깨진 유리창처럼 사소한 것이라도 그대로 방치해 둘 경우, 나중에 절도나 강도 같은 강력범죄가 일어날 확률도 높아진다고 한다.

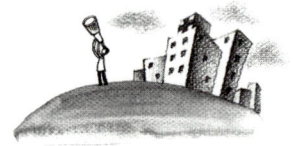

2. 투자한 만큼 거둔다

"투자한 만큼 거둔다"
매출과 환자 수는 광고비에 비례한다.

1) 마케팅은 잘 팔기 위한 것이다

마케팅의 사전적 의미를 살펴보자. 경제 용어로서 제품을 생산자로부터 소비자에게 원활하게 이전하기 위한 기획 활동, 시장 조사, 상품화 계획, 선전, 판매 촉진 등을 말한다. 물론 그 대상이 개인이냐, 기업이냐, 어떤 기업이냐에 따라서 달라질 것이며 판매 제품이 무엇이냐에 따라서도 그 의미는 조금씩 달라질 것이다.

특히 병원 마케팅은 일반 마케팅과는 확연하게 다르며 기업 마케팅과도 다르게 인식해야 한다. 병원의 서비스가 좋아야 하는 것은 맞지만 이것은 또 서비스를 위주로 하는 백화점과 호텔의 마케팅과도 다르다.

왜냐하면 병원의 고객은 아프진 않지만 예뻐지기 위해서 병원을 찾았어도, 굳이 환자라고 부르지 않는다고 하더라도 의료 행위를 받는 사람들이기 때문이다. 우리나라 로컬병원에서 의료법 가운데 가장 많이 걸리는 부분 중에 하나가 환자 유인 알선 행위이며 특히 엄중하게 관리하고 있기도 하다. 병원에서는 아프지 않은 환자들을 백화점이나 호텔에서 고객을 관리하는 것처럼 마구 끌어들이고 유치하는 마케팅을 해서는 안 된다. 왜냐하면 아프지 않다고 하더라도 '병원'에 가서 '의료행위'를 받는다는 것 자체로 그 고객들은 '환자'로 보기 때문이다.

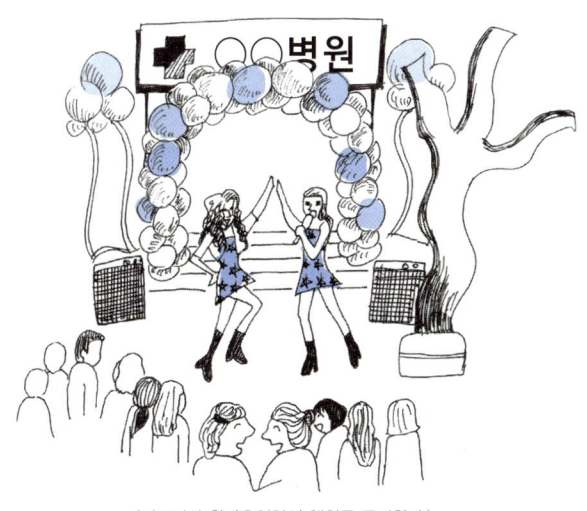

〈의료법상 환자유인알선 행위를 금지한다.〉

그렇기 때문에 반드시 지켜야 하는 것도 많다.

최근에 나온 피부과 레이저 장비들은 안전하게 제작되었고 정확한 사용법만 익힌다면 일반 간호사나 실장이 시술을 해도 큰 문제는 없을 수 있지만 반드시 의사가 시술해야만 한다. 의사들은 사실상 수련병원에서 수련 받을 때 그런 기계들을 한 번도 다뤄보지 못했을 수 있고 오히려 의료기기 업체직원이 훨씬 더 숙련된 기술로 기계를 잘 다룰 수 있음에도 불구하고 반드시 의사만 환자를 대상으로 기계를 사용할 수 있다. 의료인만이 의료행위를 할 수 있기 때문이다.

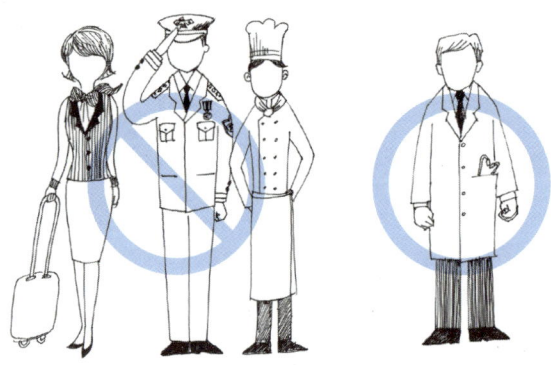

〈의료행위는 의료인만이 할 수 있다.〉

더군다나 우리나라 의료법은 전문가가 아니면 쉽게 이해하기 어려울 정도로 복잡하고 관련 기관의 유권해석에 있어 재량의 폭이 넓다. 외국의 유명 병원들이 우리나라에 진출하려다가 무산되거나 지연된 사례가 많은 이유 중 하나 또한 우리나라의 의료법도 전혀 아니라고는 할 수 없다고 한다.

로컬병원에 있어서의 마케팅이란 환자를 끌어들여서 매출을 올려야 하는 것은 맞지만 누구나 데려오고 아무나 시술해서 무작정 매출만 올리면 안 된다. 이것이 병원 마케팅이 다른 마케팅과 다른 점이다. 특히 우리나라에서 마케팅 업체를 선정할 때 낭패를 보지 않기 위해서는 그 업체가 의료법과 의료 분야에 대해서, 로컬병원에 대해서 얼마나 깊게 알고 있는지가 중요하다. 제아무리 유명한 마케팅, 광고 회사에 있었다는 경력이나 자신이 많은 병원을 광고했다는 경력, 유명 백화점 명품 마케팅을 했다는 경력, 외국 유명 호텔을 했다는 경력, 유명 학교를 나와 외국의 유명 병원을 마케팅했다는 경력은 다 소용 없는 이유가 바로 그것이다. 그들의 다양한 경력이 전혀 도움이 안 되는 것은 아니겠지만 그것 자체만으로 충분조건이 되지는 않는다는 말이다. 대한민국의 의료법은 대한민국의 의료 현실에만 있다.

2) 의대에서는 안 가르쳐주는 병원 마케팅

기미를 잘 치료하고, ADHD를 잘 고치고, 안면윤곽 수술을 잘 한다?

박수 받을 만한 일이다. 그런데 로컬병원 운영에 있어서 진료 분야의 실력만큼이나 제대로 키워야 하고 중요한 것이 바로 마케팅, 병원 경영능력이다. 그런데 의과대학에서는 마케팅을 제대로 가르쳐주지 않는다. 최근에는 조금씩 달라지는 추세이긴 하지만 아마 과거에 개원한 원장들은 마케팅의 '마'자도 들어보지 못했을 것이다. 자신이 관심 있어서 들어본 타과 수업 외에는 말이다.

 의대 수업이라는 것이 워낙 배워야 할 것이 많고 쪽지 시험조차도 떨어지면 재시험을 봐야 하는 경우가 있고, 내과 시험의 경우에는 분량 자체가 너무 많아서 벼락치기도 할 수 없는 지경에 이르기 때문에 아마 마케팅이나 경영 분야에 관심이 있었다고 해도 관련 수업을 듣기는 어려웠을 것이다.

 특히, 의대 공부를 열심히 잘 했던 원장들일 경우에는 더욱 그렇다. 더군다나 경쟁이 심해져서 전공과를 선정할 때 의대 성적과 인턴 성적 등이 적용된다는 점을 감안하면 미래를 위해서 대학 때는 자신의 수업만 파고들기에도 시간이 부족하다. 그리고 과거에는 의사가 되려는 이들이 마케팅에 관심을 갖는 것만으로도 질타의 대상이 되고 비판을 받았을 것이다. 왜냐하면 의대는 돈을 벌기 위해서 의대생을 받는 곳이 아니고, 돈을 잘 버는 방법을 수련시키는 것이 종합병원 수련의 과정이 아니기 때문이다.

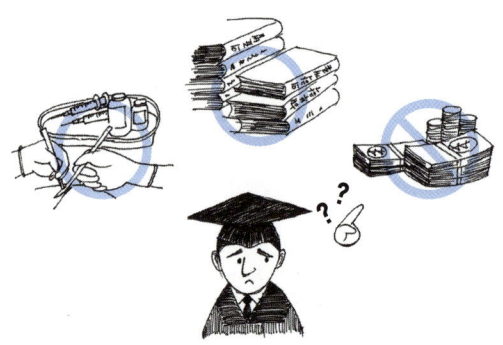

〈의대에서 잘 다루지 않는 병원 경영 · 마케팅〉

의사들에게는 봉사와 희생이 당연시 되고 있다. 그런데 희생 봉사를 해야 하는 것이 의사라면 왜 의대 등록금은 다른 과보다 훨씬 더 비싸고 수업 기간도 다른 4년제보다 더욱 긴 6년이나 다녀야 하는 것일까? 최근에는 조금 늘긴 했지만 국내에서 수련의 과정을 거치지 않고 개원한 사람은 거의 없을 지경이다. 그 과정을 거치지 않으면 마치 의사가 아닌 것 같은 분위기를 조성하면서 정작 개원해서 다뤄야 하는 레이저 시술을 비롯한 돈을 버는 시술은 왜 수련의 과정에서는 상세하게 가르쳐주지 않는 것일까? 수련의 과정에서 배우는 것과 개원의가 되어서 필요한 것이 다르다면 개원한 의사들은 어떻게 돈을 벌라는 것인가 말이다.

사람 목숨이 달려 있는 심장수술이나 성전환 수술은 300만 원, 400만 원 정도가 소요되는 데 비해서 예뻐지기 위한 수술은 기본이 1,000만 원 이상인 경우도 많다. 그런데 힘겹게 심장환자 살려봐야 의사에게는 월급 이외에 얼마의 수당이 떨어지는가? 수련의의 월급은 얼마인가? 그래도 의사인데 많이 벌 것이라는 생각은 착각에 가까운 경우가 많다. 당신이 대기업 사원이라면 그쪽이 더 나은 상황일지 모른다. 고졸 자영업 사장님과 비교해도 그쪽이 훨씬 더 나을 때가 많다. 그저 월급이 적은 것에서 끝이 아니다. 최선을 다했지만 안타깝게 살리지 못한 환자가 나오면 보호자에게 멱살 잡히고 뺨 맞고 의료 사고로 고소까지 당한다. 생각만 해도 어깨가 처지는 현실이다.

이렇게 남들 다 겪는 다사다난한 수련의 과정을 보내면서 종합병원에 펠로든 스태프이든 남을까, 개원을 할까 고민을 하다가 개원을 하고, 그 후에는 개원 후에 대부분 거쳐 간다는 '컨설팅 업체에게 뒤통수 맞기'를 겪게 된다. 물론 원장이 마케팅을 할 줄 알아야 하는 것은 아니다. 어느 병원의 원장은 직원이나 페이 닥터가 들어오면 마케팅부터 시킨다는 말이 있기는 하지만 그렇게까지 할 필요도 없을 뿐더러 그렇게 한다고 해서 마케팅이 더 잘 되지 않을 확률이 더욱 높다. 왜냐하면 원장은 원장이기 때문이다. 마케팅이라는 것이 신경 써야 하는 것이 한두 개가 아니고, 또 아무리 원장이 환자 입장에서 마케팅 계획을 세운다고 해도 원장이라는, 병원의 오너라는 한계를 벗어나기 힘들기 때문이다.

3) 실력만큼이나 중요한 마케팅

최근에는 의대 6년 끝낸 후에 바로 개원하는 의사들이 많아졌다. 그럴 때에는 보통 보드 원장들을 페이 닥터로 두는 등 사고의 폭을 넓힌 원장들이 많이 등장하고 있다.

필자에게도 "개원을 할까? 한다면 언제 할까? 아니면 그냥 펠로로 남을까?" 하는 고민을 토로하는 친구들이 많다. 그럴 때면 "기왕 개원을 할 것이라면 최대한 빨리 나오라"고 조언한다.

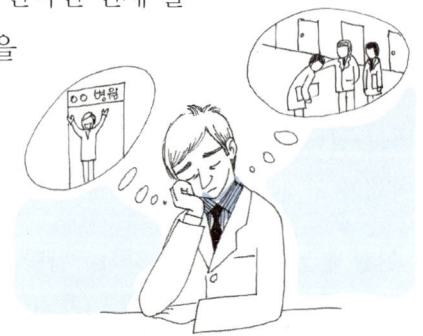

〈개원을 할까 말까 망설이는 고민 많은 의사들〉

종합병원에서 교수로 활동하고 있는 의사들 가운데에는 방송 출연도 많이 하면서 쌓은 높은 인기를 바탕으로 로컬병원으로 자리를 옮기는 경우가 종종 있다. 사업적 마인드가 있는 원장이 동업의 형태로 모셔오거나 고액의 연봉을 주면서 초빙하기도 한다. 그런데 유감스럽게도 그렇게 귀하신 분을 모셔다놓고 잘 되는 병원을 찾기가 쉽지 않다. 안타까운 일이지만 종합병원과 로컬병원은 너무 많이 다르기 때문이다. 그 분이 종합병원에서 교수 활동을 하는 동안에 로컬병원의 전투력이 너무 많이 상승했고 그 분의 전투력은 많이 상실되었기 때문이다.

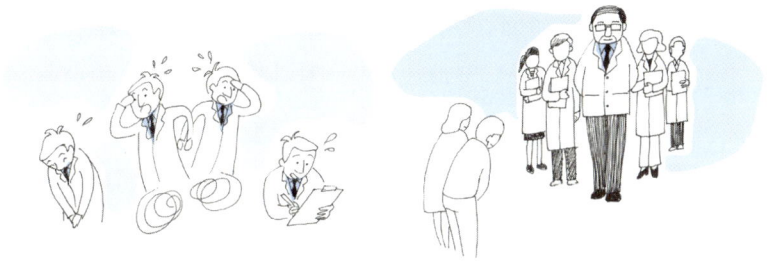

〈로컬병원 의사와 종합병원 의사는 환경이 다르다.〉

종합병원에 근무할 때에는 모든 직원과 수련의, 환자들에게 '교수님'으로 존경받으면서 모든 준비가 갖춰진 다음에 등장해서 완벽한 마무리로 화룡점정의 역할을 해주면 그만이었다. 그리고 방송에 출연해서 높은 인기를 끌었던 것 또한 '어느 종합병원의 무슨과 교수'라는 타이틀이 있었기 때문이다. 방송, 특히 공중파 방송의 경우에는 광고성의 우려 때문에 로컬병원은 최대한 배제하고 매출과 관련이 적은 종합병원 교수들을 출연시키는 경우가 많다. 로컬병원 원장이 되면서 예전에 누렸던

'진료 환경'이나 '방송 출연', '타이틀' 등의 특권은 내려놓아야 하는 것이다.

여기서 끝이 아니다.

도대체 티케팅이 웬 말이며, 내가 왜 환자들에게 시술 가격까지 설명해야 하느냔 말이다. 환자 업무 처리는 원무과에서 모두 알아서 하는 것이며, 나한테 꼭 진료를 받고 싶다고 특진비까지 얹어가면서 몇 달을 기다리던 환자들이 수두룩했는데 이제는 환자가 내 진료를 받을 수 있도록 설득해야 한단다. "환자분은 이런 시술을 받아야 하는데 비용은 얼마에요. 그런데 특별히 조금 신경 써서 해줄게요"라는 말을 어떻게 의사의 입으로 할 수 있겠는가? 물론 요즘 그런 일들은 실장들이 대부분 맡아서 하지만 그래도 환자들은 의사의 입에서 나오는 말을 더 신뢰하기 때문에 의사가 해야 할 부분이 매우 많다.

실력을 키우는 것만큼이나 마케팅이 중요한 이유는 원장들이 마케팅에 대해서 모르기 때문이다. 수련 과정에서 너무 배제되어 있었기 때문에 판단 기준조차 없는 것이 문제이다. 원장이 마케팅까지 모두 맡아서 할 필요는 없다. 하지만 최소한 그게 어떤 것인지는 알고 있어야 중요성을 인식할 수 있을 것이다. 최소한 무엇이 왜 필요한지 정도는 알고 있어야 어떻게 대처하는 것이 현명한 것인지 판단할 수 있을 것이다. 적어도 큰 흐름은 알고 있어야 사기 당하고 눈물 흘리는 일을 막을 수 있을 것이다.

마케팅을 알아서 마케팅을 하라는 말이 아니다.

적재적소에 좋은 마케팅 계획을 실행할 수 있도록, 좋은 인력을 배치하여 운용할 수 있도록, 딱 그만큼의 지식은 갖고 있어야 한다는 것이다.

원장이 마케팅을 모르면 병원은 잘 될 수 없다.

많은 병원들이 돈을 꼭 써야 할 때 쓰지 않아서 망하곤 한다. 또한 쓰지 말아야 할 때 엄청난 비용을 지출해서 병원이 망하기도 한다.

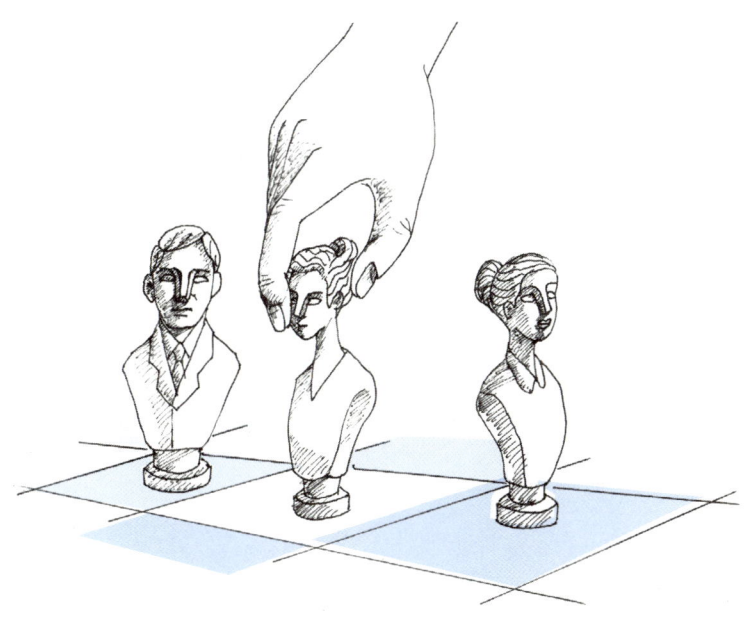

〈적재적소에 비용과 인력을 배치할 줄 알아야 성공 가능성이 높다.〉

예를 들어보자.

내가 비만 치료를 하는 클리닉을 개원했다고 하자. 비만은 석션이 아닌 이상 하나의 장비로는 효과적으로 해결되지 않는다. 복부, 팔뚝, 허벅지 등 부위별로 다르고 고도비만과 마른비만의 치료 방법이 다르다. 고주파와 초음파도 있어야 하는데 초음파 중에서는 딥포커싱이 되는 것과 안 되는 것이 있다. 하나의 기계로 모든 부위, 모든 케이스에 활용할 수 없다. 그렇다면 모든 케이스에 가장 적합한 기계를 모두 구입해야 하는가? A회사 비만 장비는 주로 고도비만 복부 환자에게 시술 효과가 좋다고 한다. 초음파와 고주파 모두 가능한데 다만 팁이 다르다. 그런데 얼마 후 다른 B회사에서 또 비만에 좋다는 기계가 들어왔는데 고주파와 초음파가 한 팁에서 동시에 나온다. 그런데 팔뚝이 커버되지 않는단다. FDA에서 복부만 승인 받았다고 한다. 내가 원래 갖고 있던 장비와 같은 기능도 있지만 명백히 다른 장비이니 미리 선점하는 것이 좋다는 생각에 얼른 구입한다.

 물론 모든 장비가 새로 나올 때마다 구입할 만한 여건이 된다면 가능한 한 많이 갖춰 놓는 것도 나쁠 건 없다. 그런데 과연 이렇게 나오는 족족 구입한 기계들을 잘 쓰고 있을까? 대부분 창고에 쌓여 있는 경우가 대부분이다. 게다가 나는 대표 원장으로 다른 할 일이 많기 때문에 진료를 많이 보는 것도 아니다. 페이 닥터 원장에게 장비를 많이 사준다고 그걸 다 쓰는 것도 아니다. 비만 기계를 구입할 때 가장 적절한 방법은 활용이 겹치는 기계는 살 필요가 없다는 것이다. 돈이 아무리 많더라도 기준 없이 무작정 사면 안 된다. 겹치는 기계는 사지 말고 가지고 있는 장비를 가능한 한 잘 활용해야 한다.

또 하나의 예를 들어보자.

지금이 8월인데 너무 좋은 비만 치료 장비를 구입했다. 광고 해야겠다. 이번에는 돈 좀 써야겠다. 나는 과연 투자한 만큼의 효과를 볼 수 있을까? 비만 치료는 3월부터 6월까지가 피크이다. 여름을 지나 9월부터 11월까지는 비만에 대한 관심도 뚝 떨어진다. 휴가 가기 전, 본격적인 여름이 오기 전에 비만을 해결하려는 사람들이 대부분이다. 돈 많고 몸매에 관심 있는 환자들이라면 계절을 가리지 않겠지만 대부분의 여성들은 여름이 지난 후에는 비싼 돈을 들이는 것보다는 옷으로 커버하려는 경향이 더 많다. 이렇게 적은 규모의 환자들을 위해서 어마어마한 규모의 광고비를 쓰겠다는 말인가?

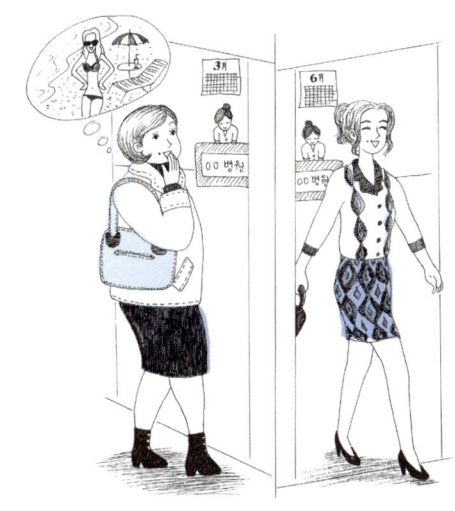

〈가장 필요한 시기에 좋은 아이템을 구비하고 적합한 시기에 광고를 해서 신규 환자를 모으고 다시 구환으로 전환하는 것이 마케팅이다.〉

가장 필요한 시기에 가장 효율적인 장비나 재료를 구입하고 가장 적합한 시기에 광고를 해서 신규 환자를 불러 모으고 이들을 다시 구환으로 돌리는 것이 마케팅이다. 이런 흐름을 알고 있어야 마케팅을 잘 할 수 있고 궁극의 목표인 높은 매출도 달성할 수 있는 것이다. 여기에 원장이 유명해지고 안티 없는 병원을 만들기 위해서는 더 많은 노력이 필요하다.

일을 하면서 가장 힘든 원장들은 지난 10년 동안 마케팅을 한 번도 해보지 않은 상태에서 컨설팅을 맡긴 경우이다. 어느 원장은 고향인 경상도 구미에서는 10년 동안 잘됐다고 한다. 또 다른 원장은 원주에서는 마케팅 한 번 하지 않고도 환자가 줄을 이었다고 한다. 그곳에서는 매출 걱정하지 않아도 될 만큼 돈도 꽤 벌었다고 한다. 아이들 교육 문제도 있고 아내도 서울 강남에 봐 둔 집이 있다고 하고 겸사겸사 수도권으로 올라왔다. 그런데 막상 개원하고보니 환자가 오지 않는 것이다. 그제야 허겁지겁 마케팅을 하겠다고 한다. 어떻게든 좀 해달라고 한다.

그러면 필자는 그냥 하지 말라고 한다. 왜냐하면 마케팅을 한 번도 경험해보지 못한 의사들은 이 달 광고비 숫자만 신경 쓴다. "그동안 나는 광고비라고는 쓴 역사가 없는데 비용이 너무 부담스럽네요"라면서 비용만 생각한다. 비싼 업체가 모두 다 잘하는 것은 아니지만 저렴한 업체는 그 이유가 있기 마련이다. 그러면 나는 그들에게 말한다. "제가 갖고 있는 것을 많이 빼가세요. 몇 년 후에 제가 없어도 혼자서 잘하실 수 있도록 저랑 있는 동안은 저한테 많이 질문하세요. 어느 병원이 잘됐다고 해서

이 병원도 같은 방식으로 잘 되는 건 아니니까 이 병원에 맞는 것을 많이 시험해보세요." 마케팅을 하는 나와 안에서 실행하는 원장과의 궁합이 잘 맞아야 병원도 잘된다. "제가 '쿵'할 수 있는 방법을 최대한 알려 드릴테니 원장님은 '짝'하세요." 그런데 아무리 설명을 해도 잘 모르는 경우가 많다.

차라리 여러 업체에게 당한 후에 나를 찾아온 원장들이 편하다. 내가 몇 마디만 해도 사기 업체인지 아닌지, 내공은 어느 정도인지 금방 눈치 챈다. 그리고 바로 계약한다. VIP 관리부터 구환 관리, 아이템, 코디네이터, 전화 모니터링 등 이런저런 내용을 지적하면 바로 바뀐다. 그리고 매출도 눈에 띄게 오른다. 평균 매출이 폭발하는 시기를 3개월에서 6개월로 보는데 이런 원장들은 첫 달부터 몇 억 매출을 올리는 경우도 많다. 열심히 마케팅을 해주다보니 이 시기를 조절할 수는 없기에 처음에는 월 5,000만 원만 매출이 나와도 나를 신으로 모시겠다는 원장들이 한 달에 1억 원을 넘어서 3억 원 이상을 루틴하게 벌고 있으면서도 이제는 100만 원만 떨어지면 당장 전화가 온다. "아, 병원 매출이 너무 떨어진 것 같아. 어떡할 거야?"라고 말이다. 그럴 때에는 그저 씁쓸한 웃음을 지을 뿐이다. 대부분의 의사들은 다 그랬으니까 말이다. 그래도 차라리 이런 의사들이 더 낫다. 그래도 무슨 말인지는 알아들으니 말이다.

그래서 로컬병원(의원, 병원 모두 통틀어서 '병원'이라고 하겠다) 의사들에게 마케팅이 중요한 것이다. 모르고 있으면 그저 막연할 뿐인 것이 또 마케팅이다. "호텔 서비스를 들여오면 잘 되겠지?", "어느 병원에서는 이 기계를 들여와서 대박이 났다던데", 청담동에 문을 여니까 백화점 명품관에 VIP 마케팅을 하던 사람들이 더 잘하지 않을까?" 마케팅에 대해서 알아야 이런 얼토당토않은 실행을 하지 않고 이런 내용으로 밀고 들어오는 업체들에게 당하지 않는다. 그리고 최종 목표인 매출상승, 유명세, 안티 없는 병원으로 승승장구할 수 있는 것이다.

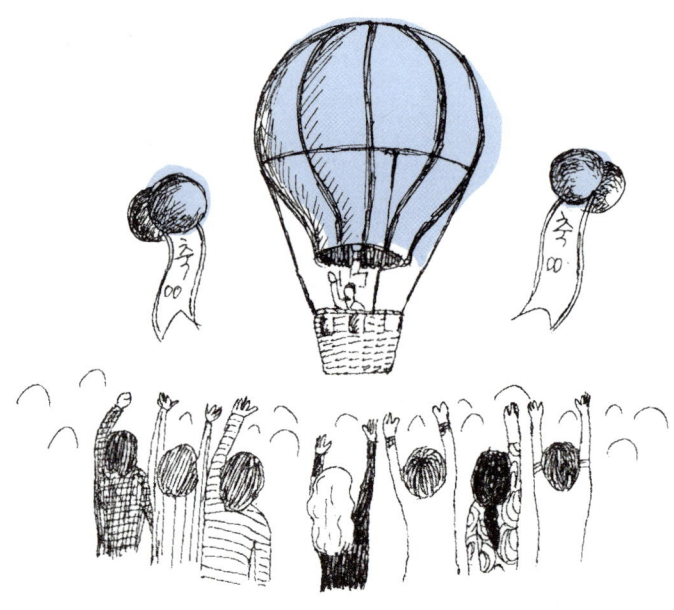

〈알아야 매출 상승. 유명세. 안티 없는 병원으로 승승장구할 수 있다.〉

과거에는 문만 열어놓으면 환자가 왔다. 그런데 지금은 아니다. 예전에는 간판만 보고도 들어왔다. 그런데 지금은 지나가다가 들르지 않는다. 물론 커피 값이 아까워 커피 마시러 병원에 들르는 경우도 종종 있긴 하지만 시술하러 지나가다 들르는 경우는 드물다. 강남역에 유동인구가 많아서 열었고, 우리 병원 아래 거리에는 그렇게도 사람이 많다. 그 북적이는 동네에 있지만 사람들이 들어오지 않는다. 우리 병원 앞에 있는 병원은 출신 대학교도 별로고, 보드도 빠지고, 학교 다닐 때에 나보다 공부도 못했다. 광고하고 방송 나오는 가정의학과 선생을 암전문의라고 부르는 사람들도 많다. 법적으로 비만전문의, 암전문의라는 말은 없다는 것을 모르나? 부잣집 고명딸과 결혼해서 좋은 입지, 좋은 건물 들어가서 광고도 빵빵하게 하니까 환자는 많다. 그런 현실에서 지금은 가만히 있으면 중간도 못 간다. 사람들은 마케팅하는 원장들이 잘 하는 의사, 좋은 의사인 줄 안다. 그런 시대이기 때문에 마케팅이 필요한 것이다.

4) 투자는 숫자 싸움이다

쉽게 이야기해서 마케팅은 돈 놓고 돈 먹기이다. 마케팅은 허황된 알라딘의 요술램프가 아니라는 말이다. 10만큼 투자를 하면 최소한 20만큼은 나오고 100만큼 투자하면 200 이상은 나올 수 있다. 그런데 10을 투자해서 어찌 1,000이 되기를 바라는가? 그건 욕심이다. 기업을 경영하는 분들은 이런 내용을 대부분 이해한다. 10을 넣어서 1만 나와도 마케팅은 마케팅이라고 생각한다. 그런데 병원 원장들은 10을 넣어서 1,000 더 나아가 10,000 이상이 나오기를 원한다. 무조건 최소의 노력으로 최대의 효과만 기대한다. 물론 10의 투자로 10,000 이상이 나오는 경우도 꽤 있다. 그런데 그건 고마운 것이지 당연한 것은 아니다. 이 와중에 50 정도의 투자로 50 정도만 기대하는 경우도 있다. 중간 정도 투자하면 그야말로 중간 정도는 할 수 있지 않겠느냐는 것이다. 그런데 이런 경우에는 오히려 그 50 자체가 버리는 비용이 될 수도 있다. 물론 아이템에 따라 다르지만 아예 많은 투자로 큰 효과를 기대하거나 아예 적은 비용으로 방어만 하는 것이 낫다. 경쟁이 치열한 지역에서 중간 정도만 하겠다는 것은 오히려 안 하느니만 못하다.

숫자 싸움은 또 있다. 원장 한 명에게서 나올 수 있는 최대한의 매출은 평균 월매출 3억 원 정도로 본다. 피부과 말고 성형외과는 특히 더 그렇다. 나 혼자서만 안면윤곽 수가를 2억 원 받을 수도 없는 노릇이다. 많아야 1,000~2,000만 원인데 그렇다고 수술을 10분 만에 끝낼 수 있는 것도 아니다. 그래서 원장 한 명이 잘해야 평균 2억 5,000만 원에서 3억 원의 매출을 낼 수 있는 것이고 보통 2억 원 정도의 매출을 올려도 잘하고 있는 것이다. 피부과나 간단한 시술은 다르지만 시간이 걸리는 수술은 그것이 쌍꺼풀일지라도 한계가 있으니 말이다.

현실을 직시하자.

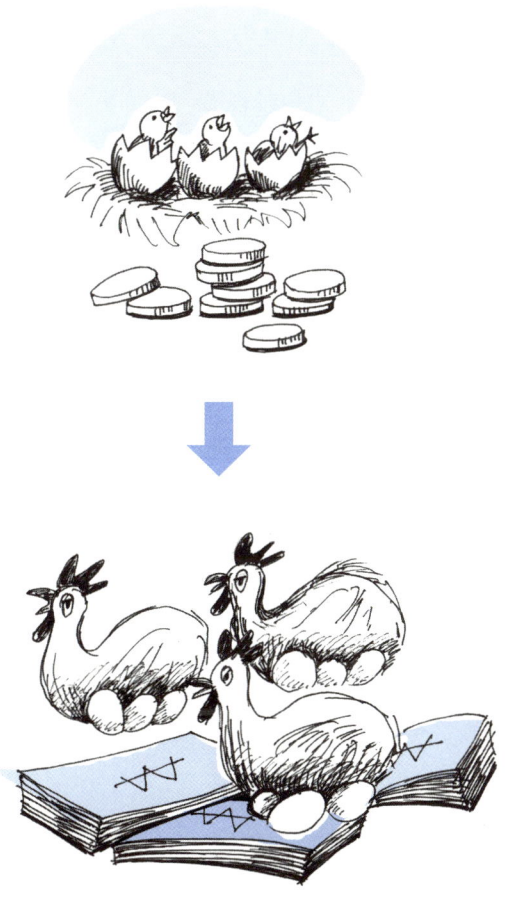

〈마케팅은 투자한 만큼 효과가 나온다.〉

그러는 것이 더 잘 되는 지름길이다. 괜히 뜬구름만 잡으려 하다가는 결국 망할 수밖에 없다. 보통 그로스(순이익이 아닌 전체 매출)의 10%를 마케팅비로 책정한다. 1,000만 원을 써서 평균 1억 원 정도가 나오는 경우 기본은 한 것이다. 기업에서는 1억 원의 매출을 올리기 위해서는 50% 이상의 마케팅비를 쓰기도 한다. 1,000만 원에 매출 1억 원. 그러니까 10% 광고비로 효과를 봤다고 하면 기업에서는 아마 특급 대우를 해줬을 것이다. 심지어 최근에는 경쟁이 더욱 심해져서 보통 20~30% 정도는 마케팅비로 책정한다. 그만큼을 투자하고 나머지 서비스가 잘 되면 잘 될수록 매출 시너지도 그에 비례하는 것이다. 여기에 신환을 구환으로 연결시키는 능력에 따라서 그 소요비용은 시간이 지날수록 절감될 수 있다. 결국 신환을 구환으로 연결시키는 능력이 병원 흥망성쇠의 관건이다.

5) 효율적인 자금 계획을 세우자

과거에는 병원 문을 열기만 해도 환자들이 알아서 찾아왔고 그래서 장사도 잘됐다. 하지만 지금은 철저하게 자금 계획을 세워야 한다. 과거에는 그로스의 10%를 마케팅 비용으로 쓰면 적정하다고 했다. 하지만 요즘에는 광고하는 업체도 많고 경쟁도 치열해지면서 진료 과목에 따라서 차등이 있기는 하지만 대체로 20~30% 늘어났다. 정신과의 경우에는 피부과, 성형외과 광고의 약 3~4년 전 수준이라고 보면 된다. 하지만 이 또한 최근에는 많이 비슷해졌다.

예전에는 강남에서 1년 버티면 그 이후로는 계속 간다고 했다. 그런데 요즘에는 1년 유지했다고 자리 잡았다고 할 수 없다. 잘 되는 것 같다가도 환자 문제가 터지거나 의료법에 걸리면 한 번에 다시 제자리로 돌아갈 수도 있다. 뿐만 아니라 내 월급을 받던 페이 닥터가 건물을 구입해서 나를 내쫓고 내 환자를 다 가로채는 경우도 생긴다. 병원은 1, 3, 5, 7, 9로 도약해야 한다. 한 가지 아이템으로 매출이 1억 5,000만 원 이상을 돌파하고 그것으로 1년에서 3년 정도 갔을 때 선택해야 한다. 마케팅 비용을 줄이고 이대로 구환 유지를 할 것인가? 아니면 하나를 더 얹어서 공격적으로 갈 것인가?

페이 닥터를 들일 때에도 잘 살펴야 한다. 내가 성형외과 보드이다. 한 남자가 연봉은 얼마든지 상관없다고 한다. PS보드는 없다. 어떤 여의사는 연봉을 많이 달라고 한다. 남편이 신용불량자이거나 사업을 하는데 위태롭다고 한다. 환자에게는 잘한다. 이럴 경우에는 어떤 페이 닥터를 뽑아야 할까? 후자이다. 개원 의지가 별로 없기 때문이다. 전자의 경우에는 개원 의지가 너무 다분하다. 내가 애써 쌓아놓은 환자까지 빼가지 않으면 다행이다.

물론 추후에 내 환자 DB를 빼가지 않겠다는 계약서를 쓴다. 그런데 그 페이 닥터가 환자에게 잘하고 그 환자 또한 페이 닥터를 너무 좋아한다. 그런데 그가 이제 이 병원에 근무하지 않을 거란다. 그냥 이 근처에 무슨 클리닉을 내려고 한다는 말만 불쑥 던진다. 그걸 사기라고 할 수는 없지 않은가? 아니면 아예 그 페이 닥터가 환자들에게 아무런 말도 없이 병원을 그만두고 개원했다고 치자. 환자가 병원에 와서 페이 닥터를 찾았는데 그 원장님이 지금은 여기 안 계신다고 한다. 인터넷으로 찾아본다. 그랬더니 그 원장님 이름으로 개원한 병원 홈페이지가 뜬다. 그리고 그 병원으로 간다. 이러한 경우에 그 페이 닥터에게 법적 책임을 물을 수 있겠는가?

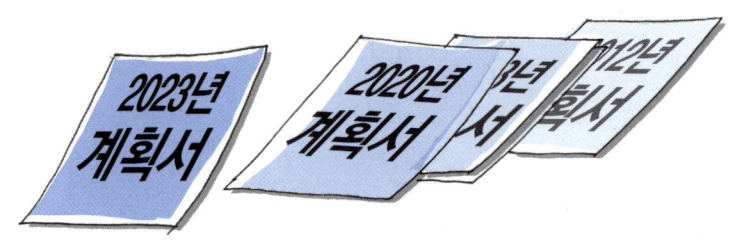

〈미래 계획 아래 진행되어야 할 병원 운영〉

열면 되던 시절에는 러닝 마케팅비를 3개월 정도 계산해서 개원 대출받을 때 이 부분까지 포함해서 대출을 받거나 이 비용을 확보하고 시작해야 한다고 했다. 요즘에는 6개월에서 1년이라고 한다. 비용이 부족하다면 초기 3개월에 많이 투자하라. 아이템을 기가 막히게 잡았다고 해도 자리 잡는 데는 시간이 필요하다. 초기에 돈을 너무 적게 쓰면 그 아이템이 무엇인지 알릴 수조차 없다. 초기에 광고비에 투자를 하면 오래될수록 광고운용 점수도 쌓이고 신환이 구환이 되고 또 다른 신환을 데리고 오기도 하면서 마케팅 비용은 점차 줄어든다. 그런데 초반에는 모두 신환으로 할 수밖에 없다. 새로 개원했으면 인테리어도 해야 하고, 직원도 뽑아야 하고, 광고도 해야 하기 때문에 돈이 많이 들 수밖에 없다. 일단은 돈이 없으니까 지금은 마케팅을 하지 말고 환자를 좀 쌓은 다음에 돈을 모아서 광고를 해야겠다고? 지금은 특히 강남, 압구정이라면 힘든 이야기가 됐다. 초반에 좀 무리해서라도 마케팅을 제대로 하고 시간이 지나면서 비용을 줄여나가는 방법이 효과적이다. 이 또한 신환을 안티로 돌리지 않는다는 전제하에서 말이다. 아직 실력을 믿기 힘들다면 돈을 쓰는 것보다는 실력을 쌓는 것이 우선이다.

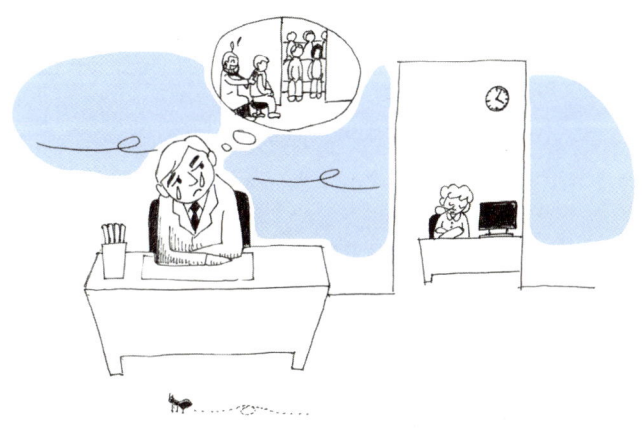

〈개원하면 환자는 저절로 오겠지란 생각은 이제는 힘든 이야기가 되었다.〉

6) 사람에 대한 투자도 중요하다

 개원한 지도 오래됐고 원장 수와 직원 수도 많고 마케팅 비용도 월 1억 원 이상씩 쓰는 병원과 비교해보자. 주위에 동종 경쟁 병원이 많은 곳에서 개원한 A원장. 장비에도 많은 투자를 하지 않고 병원을 운영하면서 1,000만 원을 투자했는데 월 3억 원 매출이 나오지 않는다고 계속해서 직원들에게 압박을 주었다. 처음 개원했을 때에는 괜찮은 직원들이 함께했다고 한다. 다른 병원에서 병원 이미지가 좋아 보인다며 실력 있는 실장은 물론 몇몇 직원들이 옮겨왔다. 그런데 얼마 안 가서 모두가 퇴사했다고 한다. 그것도 모두 안 좋게 말이다. 코디 등 직원을 채용하면서 약속했던 월급보다 적은 금액을 지급했다고 한다. 적은 금액이라도 절약하고 싶었을 수 있다. 그런데 자고로 노 원장님들은 어린 직원들은 10~20만 원에 울고 웃는다고 더 잘 챙겨주라고 했다. 그러면 그 몇 배의 성과를 내니까 말이다.

 여하튼 그렇게 작은 돈은 아꼈지만 본인의 차와 큰 평수의 아파트, 물건 등등을 구입하였다. 직원들이 그 사실을 모르기 힘들었다. 미비한 시설 속에서도 큰 병원과 똑같이 수가를 잘 받아주던 실장이 매출을 잘 올렸으나 약속했던 인센티브 대신 과자 세트였다고 했나 선물 들어온 물건을 건네주더라고 했다. 직원들은 모두 다 안 좋은 감정을 품고 퇴사했고 지금은 고전을 면치 못하고 있다. 시설은 미비하고 원장은 한 명, 이런 규모에서 1,000만 원이나 투자했는데 왜 다른 병원처럼 평균 월 매출이 3억 원 나오지 않느냐고 한탄하며 직원들과 마케팅 업체마다 불만을 토로했다.

 산수를 합리적으로 하는 것과 더불어서 중요한 것은 내 사람을 잘 챙겨야 한다는 것이다. 내가 돈을 벌 수 있도록 도와주는 내 직원, 마케팅 업체, 병원에 물 날라주러 오는 업체 하나하나가 0번째 고객이다. 직원이나 직원 지인이 오지 않는 병원은 원장의 실력이든 성격이든 무엇 하나는 문제가 있다는 것이다. 그런 병원치고 잘 되는 병원은 보기 힘들다. 제일 첫 번째 고객이 외면하는데 다른 손님은 누가 올 수 있겠는가?

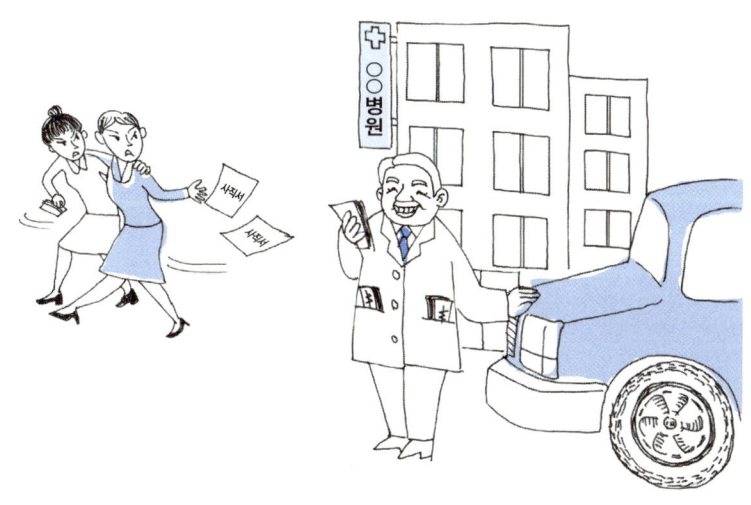

〈사람에 대한 투자와 믿음이 필요한 병원장〉

D원장, 그녀는 짠순이에 고집이 세서인지 남의 말을 잘 듣지 않는 사람이었다. 실력도 뛰어나다는 평판이 없는데 업체와 직원만 몰아세우니 당연히 환자가 있을 리 없다. 1년 동안의 추이를 지켜봤더니 신환이 거의 90% 이상 100%에 육박했다. 다시 찾는 환자가 없는 것이다. 매출이 안 좋다고 속상해 했다. 물론 처음에는 대부분 신환이다. 그런데 마케팅을 이용해서 우리 병원에 온 환자를 구환으로 이어가는 것이 목적이고 목표이다. 실력도 없고 서비스 마인드도 없고 더 나아가 숫자 계산도 합리적이지 못한 원장이 10을 투자해서 당장 눈앞에서 10의 효과가 나타나지 않는 등 여러 상황을 고려하지 않은 채 그저 환자가 없어서 불만이라고만 한다. 이런 경우 환자가 있을 리 없다. 온 환자들에게 상냥하게 인사를 하는 것도 아니고, 직원들이나 환자에게 그녀 특유의 짜증 섞인 대응도 자주 부렸다고 한다. 상담 전화를 잘 받은 것도 아니고, 그나마 병원을 찾은 환자 상담을 잘해 티케팅률이 높은 것도 아니고, 예약을 하지 않은 환자는 받지도 않는다. 그리고 제0의 고객인 업체와 직원들에겐 '환자가 없다', '매출이 오르지 않는다'는 등 자신의 불만어린 고충만을 털어놓았다. 이런 경우에는 다양한 마케팅 방법을 알려줘도 소용없는 경우가 많다. 자신을 돌아보고 변화시키려는 노력 없이 귀 닫고 눈 감고 '난 잘하고 있으니 환자나 몰아주라'격에는 어떤 명약도 통하기 힘든 경우가 많다. 실력이 없는데 불친절하기까지 한 의사가 10을 투자해서 왜 당장 100이나 1,000이 나오지 않느냐고 묻는다면 할 말이 없다. 10을 투자한 효과는 3개월

이나 그 이후에 나오는 경우도 있기 때문에 10의 비용을 받고 아무것도 하지 않은 것이 아니라면 일단은 믿고 기다려야 한다.

컨설턴트의 말은 믿지 않아도 좋다. 그의 말이 100% 진실인지 알 수 없으니 말이다. 단, 우리 병원이 개원한 지 1년 이상 됐는데에도 구환율이 적다면 일단 문제가 있다는 것을 받아들여라. 그 문제가 당신 자신에게 있는 것은 아닌지 반성해야 한다. 그러고도 변화하지 않는다면 차라리 매출을 포기하는 것이 낫다.

7) 마케팅도 Step by Step

지금의 로컬병원 마케팅은 말 그대로 '돈 넣고 돈 먹기'나 마찬가지이다. 10을 넣어서 80 정도, 100을 넣어서 200 이상이 나오는 것 또한 서비스나 실력, 시설 등 기본이 갖춰졌을 때나 가능한 것이다. 그렇지 않을 경우에는 수억 원을 써도 그만큼의 효과를 보기 힘들다.

병원이 잘 안 되는가? 환자가 없는가? 매출이 없는가?

우선 수에 대한 개념을 명확하게 하고, 자신의 단점을 돌아보고, 자신을 변화시켜라.

세상이 마음에 안 들어서 세상을 바꿀 수 있는 능력이 된다면 좋겠지만 그건 불가능한 상황이라면 자신의 태도를 바꾸는 것이 세상을 바꾸는 가장 빠른 방법이다.

예전에는 병원을 열면 가만히 있어도 환자가 오던 시대도 있었다. 돈이 벌렸다. 그래서 대부분의 원장들은 목돈을 가지고 있었다. 다른 사람보다 먼저 증권이나 부동산에 투자했고 이익을 봤다. 많은 개원의들이 부자가 되기도 했다.

그런데 지금은 병원을 열어놓고 가만히 있으면 망하기 쉽다. 개원 비용과 함께 최소한 6개월 이상의 마케팅 비용과 러닝비를 들고 시작해야 한다. 그 기간 동안에도 서비스와 실력, 시설 등이 기본은 해줘야 하고 열심히 뛰어야 그나마 조금 벌리기 시작하는 것이다.

좋은 컨설턴트를 만나면 한 달 만에 기대 이상의 매출을 올릴 수도 있고 이를 바탕으로 다른 아이템을 시도해볼 수도 있다. 하지만 그게 당연한 것은 아니다. 최소 3개월에서 6개월 정도 한 가지 아이템을 가지고 꾸준하게 같은 목소리로 마케팅, 광고, 홍보를 해야 한다. 단기간의 결과에 일희일비하면서 이거 했다, 저거 했다 하면 당연히 망할 수밖에 없다.

한 설렁탕집.
"여기, 뭐 잘해요?"
"저흰 설렁탕 전문이에요. 아주 잘하고 맛있어요."
라고 자신 있게 말할 수 있어야 손님들이 먹어보고 맛있으면 '수육도 맛있겠다', '보쌈도 맛있겠네'라고 생각한다. 하나를 잘하면 다 잘한다고 생각한다.

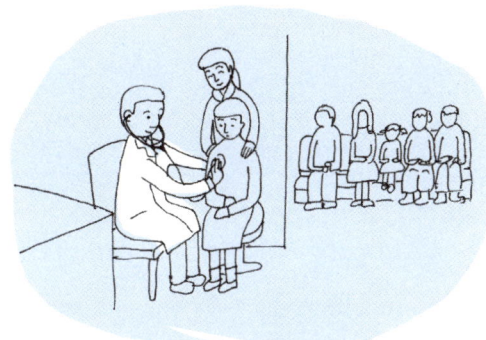

VS

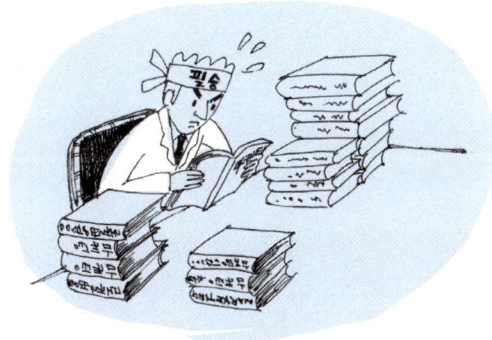

〈개업만 하면 잘되던 과거 VS 마케팅 없이는 힘든 현재〉

병원도 마찬가지이다.

"원장님 어떤 거 잘하세요? 주력 분야가 뭐에요?"

"난 다 잘해."

그럼 우리는 어떻게 생각하는가?

'아, 저 원장 다 못 하는구나.'

한 가지에 집중하라. 그걸 잘하면 다른 것도 잘하게 되고 환자들도 잘한다고 믿게 된다.

마케팅은 투자한 만큼 거둘 수 있다는 것을 인지하고 한 가지 아이템으로 일정 기간 동안 같은 목소리를 내고 그 후에 다음 아이템, 그리고 그 다음 아이템으로 넘어가야 효과가 있다. 물론 엄청난 돈을 쏟아부어서 여러 분야의 원장을 두고 병원을 운영할 수 있다면 결과는 달라지겠지만 현실적으로는 쉽지 않고 이때에도 순서는 있어야 한다.

순차적으로 하자.

그것이 이 시대의 '투자한 만큼 거둔다'의 진리이다.

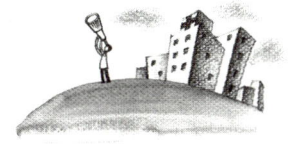

3. 돈이 되는 아이템, 입소문 내는 역마케팅

"박카스 주세요~"
환자의 입에서 먼저 나오게 하라!

1) 마케팅의 발상을 바꾼다, 역마케팅

역마케팅. 말 그대로 거꾸로 하는 마케팅이다.

전통적인 마케팅 이론에서의 디마케팅(demarketing)과는 구분되는 것으로 필자가 병원 마케팅에 적용하면서 정립한 방법이다.

예전에는 병원의 주요 시술 분야가 제약회사나 의료기 업체에 의해 결정되는 경우가 많았다. 제약회사 직원이나 의료 기기,

장비 업체의 영업사원들이 병원에 찾아와서 "이런 약이 좋아요", "저런 기계가 새로 나왔어요"라고 광고하거나 각종 세미나를 통해서 소개하면 그중에서 좋다고 판단되는 것을 선택한 것이다. 그렇게 시술 아이템이 추가되면 의사들은 내원한 환자들에게 이를 추천하고 티케팅을 한 것이다. 지금도 병원에서는 주로 이런 방법을 가장 많이 활용하고 있다.

그런데 진정한 마케팅은 고객이 알아서 찾아오게 만드는 것이다. 고객이 기업에게 그 물건을 만들어서 팔도록 졸라야 하는 것이다. 그렇게 되면 고객들은 당연히 그 상품을 파는 곳으로 달려가서 지갑을 열게 된다. 새로운 아이폰이 출시될 때마다 전날부터 판매점 앞에서 진을 치고 있는 고객들을 보라. 10년 넘는 기다림 끝에 들려온 디아블로3 출시 소식에 몇 달 전부터 출시 날짜만을 손꼽아 기다리던 고객들을 보라. 기업이 일부러 광고하지 않아도 고객들은 그 상품을 구매하기 위해서 기꺼이 시간과 돈을 소비한다.

병원도 마찬가지이다. 가장 좋은 마케팅 방법은 병원이나 의사가 환자들에게 좋은 상품을 구매할 것을 호소하는 것이 아니라 환자가 먼저 알고 환자가 앞장서서 그 상품을 판매하도록 병원에 요구하게 하는 것이다.

"○○ 시술 하나요?"
"○○ 제모 레이저 있나요?"
"○○ 원장님 계세요?"

최근 들어 병원에 이런 문의가 종종 들어온다. 환자들 사이에서 그 시술법과 그 레이저가 좋다는 입소문이 퍼진 것이다. 이렇게 먼저 관심을 갖게 된 환자들의 문의가 많아지면 병원은 해당 시술법을 도입하고 해당 장비를 구입할 수밖에 없다. 이것이 바로 병원에서의 역마케팅이다.

이렇게 할 수 있는 비결은 무엇일까? 병원이 아닌 환자들에게 시술법과 시술 장비를 먼저 광고하는 것이다.

이 같은 마케팅 방식은 우리나라 의료는 전무했지만 제약회사에서는 몇몇 제품에 활용되고 있다.

우리가 약국에 가서 "박카스 주세요", "까스활명수 주세요"라고 하는 것이 일종의 역마케팅 방법이다. TV 광고나 기타 마케팅을 통해서 일반 사람들에게 먼저 광고하고 약국에 가서 그 제품을 찾게 하는 것이다. 제약회사에서 약국을 찾아서 약사들에

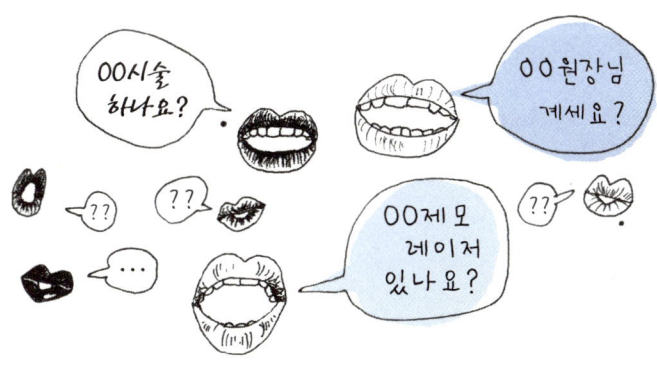

〈소비자 중심의 역마케팅〉

게 "박카스가 나왔는데 참 좋아요. 효능은 이런 건데 이렇게 팔면 약국에 돈이 됩니다"라고 설명하고 피로회복제를 원하는 고객이 왔을 때 약사가 박카스를 주면서 설명해주는 것이 과거의 일반적인 마케팅 방법이었다면, 고객의 입에서 "박카스 주세요"라는 말이 나오게 하는 것은 이를 역발상으로 바꾼 것이다.

외국에서는 병원에서도 이런 역마케팅 사례가 종종 있고 지금도 하고 있지만 국내에서는 이 방법을 처음 도입한 것이 필자이다. 물론 처음에는 매출을 올리기 위한 구체적인 아이디어 중 하나로 활용한 것이다. 그러던 중 여기에 적용할 수 있는 마케팅 이론이 있다는 것을 알게 되었고 외국 병원에서는 이미 적용되고 있지만 국내에서는 처음 시도했다는 것도 알게 되었다.

2) 소비자가 먼저 알아보면 성공한다

역마케팅은 병원 이외의 분야에서는 많이 쓰이고 있다.

연예인 가방이나 화장품, 옷 등 의류나 액세서리, 소품을 예로 들어보자. 황정음 화장품, 송혜교 백, 김희선 머리띠 등 이른바 뜨는 드라마에는 뜨는 패션이 있다. 김희선이 드라마에서 머리띠를 하고 나오면 얼마 뒤에 그것이 완판되었다는 뉴스가 뜬다. 이렇게 TV 속에서 연예인이 몸에 걸치고 나온 물건들은 시청자의 눈길을 끌고 곧 고공 판매 행진을 이어가는데, 이렇게 품절 사태를 이끌어내는 이들은 완판녀라고 불리면서 트렌드세터로 자리매김하곤 한다. 그런데 만약 김희선이 마케팅 의도 없이 그저 자신의 소장품을 하고 나왔는데 이것이 우연히 관심을 끌고 인기 상품이 되었다면 이는 역마케팅이라고 하기 어렵다. 액세서리 제작 업체에서 이 아이템을 띄워야겠다는 생각으로 김희선에게 협찬 제공하고 콘셉트에 맞게 활용되었다면 역마케팅 성공 사례라고 할 수 있는 것이다. TV 속 주인공이 착용한 액세서리나 의류 등 일반 상품은 대부분 고객들이 먼저 해당 제품을 인지하고, 관심을 갖고, 구매를 하는 방식으로 진행된다.

  그런데 병원이나 약국에서는 의료, 약품이라는 특수성 때문에 그런 발상의 전환을 하지 못했던 것이 사실이다. 현재도 환자가 병원에 오면 의사가 의료기기 업체나 제약회사로부터 구입한 장비와 약품들을 바탕으로 시술을 추천하고 환자가 이에 동의하면 티케팅을 하는 방식을 고수하는 경우가 대부분이다. 그 이유는 일반 고객들이 자의적으로 판단하기 어려운 전문분야이기 때문이다. 실제로 심각한 질환의 경우에는 역마케팅이 힘들 수 있다. "제 암 치료는 로봇 시술로 해주세요"라고 할 수는 없는 노릇 아닌가? 하지만 우리의 마케팅 대상은 많은 경우 비급여이며, 목숨과 직결되는 질병이 아니기 때문에 가능한 부분이 많이 존재한다. 제모나 점빼기 등의 문제는 누구나 가지고 있는 것이며 척추질환과 산부인과 등 질환이라고 해도 목숨을 담보로 한 질병 수준으로 심각한 치료를 받아야 하는 경우가 드물기 때문에 환자들이 먼저 시술법을 선택하는 역마케팅이 가능할 수도 있는 것이다. 물론, 이를 위해서는 환자들이 선택한 시술법이 의사의 전문가적인 소견으로 그 환자에게 적용 가능하고 필요한 시술이라는 전제가 충족되어야 할 것이다.

3) 이제, 병원에서도 역마케팅이 필요하다

① 알려야 알아본다

이제는 원장이 가만히 앉아서 병원을 찾는 환자에게 마케팅을 하는 과거 방법을 고수하면 환자들이 오지 않는다. 역마케팅을 이용해서 우리 병원에서 잘하는 시술, 환자들에게 좋은 아이템을 알리고, 이를 보고 찾아온 환자들에게 최고의 실력과 서비스, 시설을 선보여서 구환율을 높이는 것을 마케팅의 목적으로 해야 한다.

지금은 역마케팅 시대이다.

가만히 있으면 중간이라도 가는 것이 아니라 금방 도태되고 마는 것이 지금 로컬 의료계의 현실이다. 광고를 많이 하는 원장이 스타가 되고 마케팅에도 성공하는 시대이기 때문이다. 이런 스타 의사가 실력까지 갖추고 있으면 인정하겠지만 선수들이 볼 때에 실력은 뛰어나지 않은 의사들이 대중들에게는 대단한 명의처럼 포장되고 있는 경우가 있다. 가정의학과 전문의가 TV에 나와 계속해서 암에 대해 이야기를 하면 시청자들은 그 사람이 암전문의라고 말한다. 비만전문의, 암전문의처럼 말도

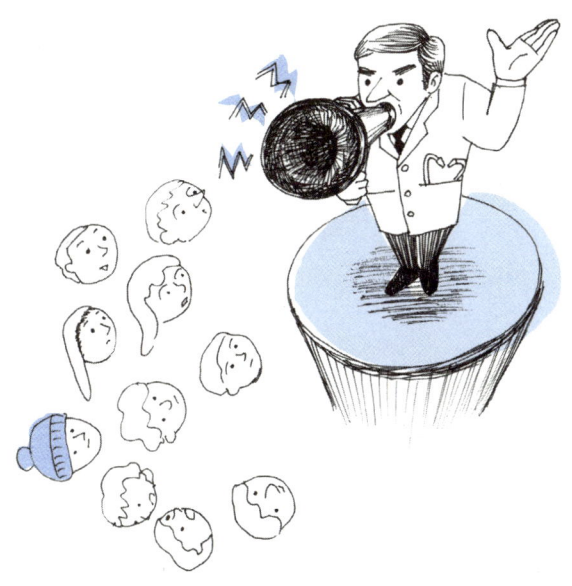

〈지금은 무한 로컬병원 경쟁시대. 자신을 알리지 않으면 도태되기 쉽다.〉

안 되는 용어들이 생기고 실력의 유무와 관계없이 다른 이유로 유명세를 타는 것을 보고만 있을 것인가? 경우에 따라서는 실력 없는 의사에게 환자가 가도록 내버려두는 것도 일종의 직무유기일 수 있다. 자신이 실력 있는 의사라면 더더욱 그러하다.

 지금은 돈만 있으면 금방 유명해질 수도, 환자를 오게 할 수도 있는 시대이다. 반대로 독야청청 선비처럼 '나만 정직하고, 나만 열심히 하면 환자는 저절로 올 거야'라는 방식으로 병원을 운영하다가는 파리 날리기 십상이라는 이야기이다. 물론 실력 있는 강직한 의사는 잘 될 것이다. 잘 되어야만 한다. 그런데 잘 되기까지 걸리는 시간은 어떻게 견뎌낼 것이며, 입소문은 언제 어떻게 타겠는가? 바로 내 옆에서 개원한 병원은 환자들로 북적이는 동안에도 나는 파리 날리는 빈 병원이나 지켜야 할 텐데 말이다. 배우자는 의사 남편 또는 의사 아내라고, 아이들은 의사 아빠 또는 의사 엄마라고 자신에게 거는 기대치가 높고, 친구들은 의사라고 부러워하지만 속빈 강정을 드러내지도 못하는 그 속은 누가 알아주겠는가?

물론, 암을 한 번에 완치시킨다거나 다른 사이드 없이 기미를 한 번에 모조리 없앨 수 있다면 당신이 산골 구석에 움막을 짓고 있어도 문전성시를 이룰 것이다. 그러나 그건 힘든 일 아닌가? 그런 상황에서 우리는 지금 무한 로컬병원 경쟁 시대의 중심에 놓여있다는 것을 잊지 말아야 한다. 지금은 나를 알리지 않고 가만히 있으면 금세 뒤로 처지는 시대이다.

② 의료법의 테두리 안에서 잘 하는 방법

물론 우리나라 의료법에 있어서 불특정 다수에게 할인을 해주거나 환자를 끌어들이는 환자유인알선 행위는 불법임이 분명하다. 이를 어기지 않으면서 나를 알리는 작업을 해야 성공할 수 있다. 필자가 이야기하고 싶은 것은 그야말로 포장이다. 허위 과대광고를 하라는 말이 아니다. 그런 것은 하지도 않고 의뢰받지도 않는다. 실력도 좋고 사람도 좋은데 길을 못 찾는 원장들을 많은 사람들에게 알려서 환자들을 좋은 길로 인도해주는 것이다.

의료법 부분에서 다루겠지만 환자유인알선 행위의 경우에는 병원에서 허용되지 않는 이벤트를 진행하거나 사람들을 끌어

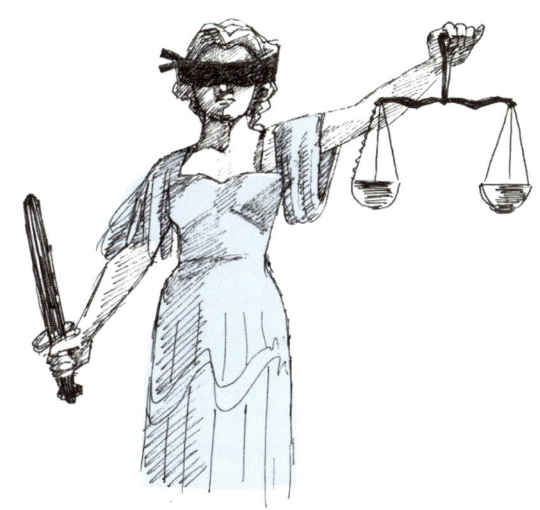
〈법의 테두리 내에서 마케팅을 해야 한다.〉

모아서 할인을 해주거나 혜택을 주는 것 등을 말한다. 매출을 올리기 위한 임시방편으로 마구잡이 유인시술과 난무하는 비허용 이벤트 등의 방식이 아닌 정직하고 빠르게 입소문을 내는 방법을 찾아가야 한다. 새로운 것을 버스 등 오프라인에, 인터넷에 광고하고, 의료법에 따른 심의 받은 범위 내에서 원내가 아닌 바깥에서 빠르게 알리는 것 자체는 불법이 아니다.

 과거에는 의료기기 업자나 제약회사에서 병원에 영업을 했다. 그렇게 구입한 장비를 이용해서 병원은 내원한 환자들에게 영업을 했다. 당연히 그 방법밖에는 없는 줄 안다. 고전적으로 내려온 방법이기 때문에 안전하다. 괜히 새로운 것을 시도했다가 의료법에 걸려서 귀찮은 일이 생기는 것보다는 차라리 해본 것을 하는 게 낫다. 그래서 아직도 그렇게 하는 경우가 대부분이다.

③ 시술을 알린다

지금은 계속해서 불황이다. 개원한 지 오래되어서 그나마 구환이라도 있고 내가 이곳에 개원했고 진료하고 있다는 것을 아는 사람이라도 많은 원장이라면 그나마 다행이다. 그런데 처음 개원한 원장은 어떤가? 당신이 어떤 의료 장비를 남들보다 조금 일찍 구입했다. 그 기계를 이용해서 시술하다보니 나만의 살 빼는 노하우, 기미 잡는 노하우가 생겼다. 그렇다면 이걸 어떻게 알릴 것인가? 나에게 좋은 실력과 이것을 뒷받침할 좋은 기계가 있으면 병원 문 열어놓고 나를 알아봐주는 이들이 알아서 찾아오기를 기다릴 것인가? 가만히 있으면 개미 한 마리 지나가지 않는 상황에서 직원들에게, 친구들에게 나가서 이야기하라고 할 것인가? 방법이 없다. 의료광고가 전면적으로 허용되고 나면 당연히 대대적인 마케팅을 할 수밖에 없다. 하지만 의료광고의 전면적 허용은 계속 늦어지고 있고, 제한적으로 허용해주는 것 이면에는 허용된 면 이외의 것은 더욱더 철저하게 단속하는 의미가 내포되어 있다고 보아야 한다.

IPL이라는 단어를 국민의 몇 퍼센트나 알 것 같은가? 1%도 안 된다고 한다. 로컬병원에서는 다 알고, 병원에 오는 환자들도 모두 IPL이라고 이야기하니까 대부분의 사람들이 아는 것 같지만 그렇지 않다. 그 흔한 IPL도 모르는 사람들이 99%이다. 그만큼 환자들에게 알려야 할 아이템과 상품이 많은 것이다. 그래서 역마케팅은 더욱 필요하다.

④ 마케팅의 기본! 최소 비용 최대 효과

요즘 병원에서 일한 경험이 있다는 친구가 고톡스(고주파+보톡스)나 트리플 점빼기 등을 광고했다고 하기에 그 말이 어디에서 나왔는지 아느냐고 물었더니 원래 있던 시술이라고 말한다. 그럴 때에는 격세지감을 느낄 수밖에 없다. 이 단어는 원래 인터넷 검색을 하면 '찾을 수 없습니다'라는 안내가 나오던 단어였다. 즉, 세상에 없던 단어였던 것이다. '피주사'라는 말도 국내에는 없던 단어였다. 물론 prp란 단어는 있었지만 그를 별칭으로 피주사로 쓴 사례는 국내에 없었다. 그런데 그 말 또한 원래 있던 말이라고 알고 있는 이들이 많다. 원래는 포털사이트에서 찾아볼 수조차 없던 단어였다. 그래야만 한 클릭당 5만 원 하는 키워드를 단 90원으로 들어갈 수 있기 때문이다. 인기 없는 새 키워드는 한 클릭당 90원밖에 하지 않는다. 자, 보자. 안면윤곽이라는 한 클릭당 5만 원의 광고비용을 줄여서 90원으로 떨어트리면 얼마나 비용이 절감된다는 말인가? 그런 이유로 아이템을 선정한 것이다.

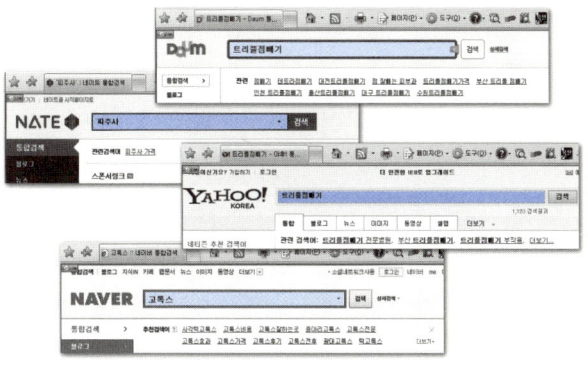

〈효율적인 아이템 선정〉

4) 역마케팅 성공의 필수조건 - 아이템 선정

① 병원 아이템이란?

설렁탕, 중국집, 북경오리집, 국수집…… 모든 가게는 저마다의 특성이 있다. 그런데 병원은 다 잘한다고 한다. 그런데 그런 병원치고 잘 되는 병원이 없다. 모든 것을 다 먹을 수 있는 뷔페가 있지 않느냐고? 맞다. 하지만 뷔페는 뷔페라는 '특성'이 있는 것이다. 그런데 우리 병원은 쌍꺼풀 하는 집인지, 코 하는 집인지, 아니면 뷔페집인지…… 그런 특성이 없다. 하물며 뷔페집도 해산물 뷔페인지, 고기 뷔페인지 특성이 있는데 말이다. 그런 병원이 잘 될 수 있겠는가? 국수집인지 중국집인지 그 정체를 모르는데 어떻게 그 가게가 잘 되겠는가? 손님들도 알아야 찾아가지 않겠는가? 국수를 먹고 싶은 사람들이 국수집을 알아야 찾아가지 않겠는가?

역마케팅에 있어서 제일 중요한 것은 누가 봐도 매력적이어서 고객들이 스스로 지갑을 열 수밖에 없는 메뉴, 즉 아이템을 만드는 것이다. 잘 만든 아이템은 그 자체가 좋은 마케팅이다.

② 아이템 선정이 중요한 이유

"원장님은 어떤 분야세요?"
"난 다 잘해."
첫 미팅에서 이런 대화가 오고갈 경우에 필자는 생각한다.
'아, 이 원장. 아무것도 못하는구나.'

"응, 우리는 점집이야. 점을 주로 빼지."
"우리는 쌍꺼풀, 그것도 앞트임이 전문이야."
"종아리 퇴축을 신경차단하지 않고 근육퇴축으로만 하지."
"우린 얼굴은 안 하고 비만, 몸 쪽만 주력하려 그래."

이런 정체성이 있어야 한다. 그래서 한 가지를 잘하면 다른 분야도 잘하겠다는 믿음이 간다. 설렁탕이 맛있으면 수육도 맛있겠다는 기대를 하는 것처럼 말이다. 뷔페처럼 여러 분야의

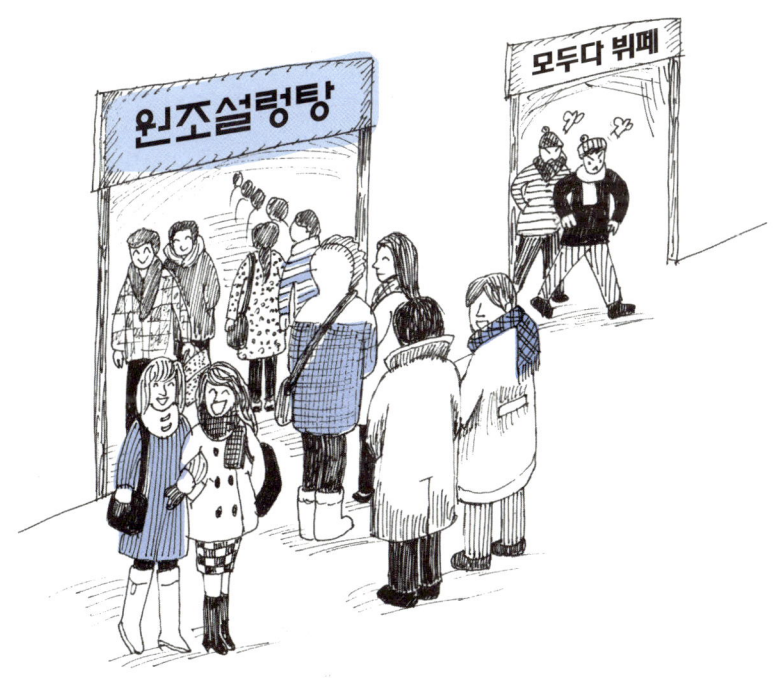

〈선택과 집중할 아이템의 순서 필요〉

여러 원장들이 있어서 다 잘한다고 하더라도 마케팅 비용이 한정돼 있다면 어떤 분야를 가장 먼저 강조하고 밀 것인지 정해야 한다. 호텔마케팅을 한다고 했을 때 객실을 먼저 부각시킬 것인지, 중식당을, 아니면 양식당을 부각시킬지 먼저 정하는 것처럼 말이다.

③ 마케팅 측면에서의 아이템 선정

마케팅을 하는 이유는 다양하지만 처음 개원한 원장들의 가장 큰 목표는 신환을 많이 늘리는 것이다. 마케팅 측면에서 신환(신규환자)은 환자라기보다는 고객에 가깝다. 하지만 이들만으로는 평생 먹고살 수 없다. 일단 신환을 구환(재방문환자)으로 만들고 다시 소개환자 등으로 지속적으로 재창출해야 하고 구환이 된 환자는 관련 분야 진료는 우리 병원만 찾는 충성고객으로 늘려야만 병원 운영이 안정적으로 이어진다.

성형외과의 경우에는 눈, 코, 안면윤곽 등 시술 분야 자체가 한정적이다. 이런 상황에서 누구나 안면윤곽을 광고하는데 나까지 일반적인 안면윤곽을 광고한다고 생각해보자. 안면윤곽 인터넷 키워드 광고비는 클릭 한 번에 5만 원까지도 가기도 한다. 다른 병원과 똑같이 안면윤곽을 광고하다보면 한 달에 몇 십억 원을 써야 하는 경우도 생긴다. 병원은 협소하고, 처음 개원해서 아는 환자도 없는 데다가 심지어 대출받아서 개원하느라고 광고비도 없는데 이처럼 어마어마한 마케팅 비용을 쓸 수 있겠는가? 당연히 안 된다. 그렇다고 광고를 포기할 것인가?

당연히 그 또한 안 된다. 돈이 없다면 아이디어가 필요하다. 그래서 아이템이 나온 것이다.

 같은 안면윤곽이라고 해도 돈을 조금 적게 들이면서 틈새시장을 공략할 수 있는 것이 아이템이다. 물론 필자가 만들어낸다는 '아이템'이란 것은 대단한 신의료기술을 표방하는 것이 아니다. 그것은 불법일 뿐더러 설령 그렇지 않더라도 그것을 언제 개발해서 언제 상용화할 것인가? 시술법처럼 광고도 마찬가지이다. 하늘에서 뚝 떨어지는 새로운 것은 없다. 물론 인터넷이 없다가 생겨난 것처럼 키워드 광고라는 것도 없다가 생겨난 것이고, 그렇게 없던 것들이 하나씩 생겨나긴 하지만 그야말로 가끔이다. 그렇다면 관건은 원래 있던 것들을 '어떻게 잘 포장해서 어떻게 틈새를 잘 공략할 것인가' 하는 것이다. 같은 매체라도 광고 문구나 내용, 매체의 조합을 어떻게 활용해서 효율적으로 광고, 홍보 마케팅할 것인가 하는 점이 중요하다.

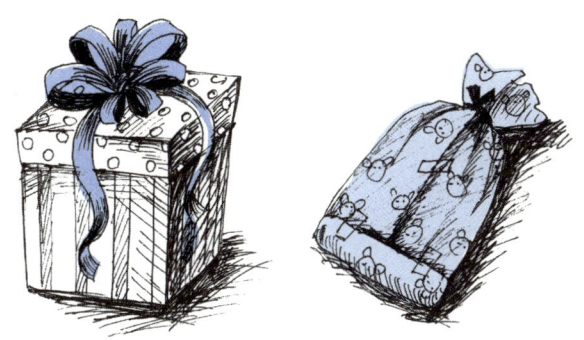

〈마케팅의 관건은 어떻게 잘 포장해서 어떻게 틈새를 잘 공략하는가에 달려 있다.〉

앞서 '포장'이라는 단어를 썼는데 필자는 거짓말은 하지 않는다. 내가 봐도 실력이 말도 안 되게 부족한 원장들은 억만금을 줘도 광고하지 않는다. 양심에 가책을 느끼기는 싫기 때문이다. 대부분 실력은 뛰어나지만 환자들은 이를 잘 모르고 있거나 아니면 너무 순진하거나 잘 몰라서 이상한 광고에만 헛돈을 들이고 있는 안타까운 원장들이 나의 주요 고객이다. 원래 잘하고 있는 것을 환자들이 잘 알고 찾아갈 수 있도록 몇 가지 포인트를 잡아서 포장을 잘하는 것이다.

가장 안타까운 것 중 하나는 소시지를 얹은 것 같은 수술 쌍꺼풀을 갖고 있는 여성들이다. 수술을 한 지도 꽤 오랜 시간이 지난 것 같은데 여전히 갓 수술한 것처럼 부자연스러운 쌍꺼풀 말이다. 어디 가서 그런 싸구려 수술을 했냐고 물으면 그렇지도 않다고 한다. 알아볼 만큼 알아보고 값도 싸지 않게 치르고 했는데도 그렇다는 것이다. 나는 개인적으로 실력 있는 원장들이 광고를 하지 않고 가만히 있는 것 또한 직무유기라고 생각한다. 그건 다시 말하면 환자들이 이상한 병원에 가도록 방치하는 것이 아니겠는가? 환자들이 같은 돈을 내고 하는 것이 아니라면 모르겠지만 기왕에 수술을 할 것이라면 친절하고 실력 좋은 의사에게 갈 수 있도록 안내하는 것 또한 나의 일이다. 실력도 없는 원장들이 잘하는 것처럼 광고를 해서 환자를 모으게 하는 일은 하고 싶지 않다. 그런 원장들 때문에 우리나라의 성형 수술 부작용 환자 사례가 속속 뉴스를 타는 것이다.

그런데 그 정도로 수준 이하의 원장이 아니라면 환자들이 말하는 성형 부작용이라는 것은 실제 의학적인 부작용보다는 내 마음에 들지 않는 경우가 더 많다. 그런 경우는 '코'수술이 제일 많다고 한다. 내가 상상하고 기대하는 코의 모양과 원장이 사진을 보고 설명을 해서 이해한 코의 모양에 차이가 많이 생기는 것이다. 한 여성이 코만 송혜교처럼 성형하면 내 얼굴도 그녀처럼 될 것이라고 생각한다. 그리고 원장도 코는 정말 송혜교처럼 바꿔줬다. 그런데 아무리 예쁜 코라고 해도 자신의 얼굴과 조화가 이뤄지지 않으면 얼굴 전체가 기대하는 것만큼 예뻐지지 않을 수 있다. 그런데 본인은 코만 송혜교로 바꿨는데도 송혜교 얼굴로 변신하지 않으면 당연히 수술 후의 자신의 얼굴이 마음에 들지 않는 것이고 그것을 부작용이라고 하는 사례가 많다. 그런 병원과 환자 사이의 간극을 줄여주는 것이 내가 하는 일이라고 생각한다. 그리고 '돈 놓고 돈 먹기'시대에 적은 돈으로도 자신이 잘하는 것을 잘 알릴 수 있도록 하기 위한 것이 '아이템 선정'이다.

여기서 하나만 짚고 넘어가자. 아이템이라고 하면 당연히 피부나 성형 등 미용 분야에만 해당되는 내용이라고 치부해버리는 경우도 있을 것이다. 아이템은 그야말로 신의료기술 표방도 아니요, 미용에만 해당하는 것도 아니다. 내가 동네에 이비인후과를 열었다고 해보자. 코골이나 목소리 등 특화된 분야를 선정하는 것도 아이템이 될 수 있겠지만 이런 것이 없다면 감기라도 좋다. 하다못해 잘하는 병원이나 친절한 병원, 유명한 병원 같은 것도 모두 아이템이 된다. 무엇인가를 하나 정해서 일정기간 동안 같은 목소리로 역마케팅을 하고 광고를 하는 것도 아이템이 되겠지만 광고를 하지 않더라도 직원, 간판, 전화응대, 원장 등 하나의 콘셉트를 정해서 일정기간 동안 같은 이야기를 하는 것이 아이템이다. 아이템은 특별한 것을 만드는 것만이 아니다. 마케팅의 기본이 선택과 집중인 것처럼 아이템은 기존에 내가 가지고 있는 요소 중에서 하나를 선택해서 일정기간 동안 집중하는 것이다. 이것을 바꾸고 싶다면 일정기간이 지난 후에 또 다른 하나를 선택에서 집중하면 된다. 아이템이란 선택과 집중이라는 마케팅의 기본 요소를 말하는 것이다.

④ 잘 키운 아이템이 답이다

 잘 만들어낸 아이템은 고객들이 먼저 알고 요구하는 매력적인 매출 효자 상품이 된다. 그렇다고 아이템이 혼자서 고객을 끌어오지는 못한다. 잘 만들어진 아이템에 날개를 달아주어야 한다. 아이템이 성공하기 위해서는 잘 만들어서 잘 관리하고 잘 포장해서 잘 키워야 하는 것이다. 아이템은 아이와 같다. 아이가 태어나서 최소한 3년 동안 부모 품에서 혹은 제대로 된 양육자에게서 일정하고 일관된 태도로 잘 키워져야 정서적, 신체적 발달이 좋은 안정적인 아이로 자라나는 것처럼 탄생된 아이템도 꾸준하게 같은 목소리로 광고, 홍보, 관리해야 한다.

병원에서도 같은 수준으로 발맞춰주어야 하고 또 실력에도 큰 차이가 없어야 한다. 아무리 좋은 시술이라도 원장의 실력에 따라서 시술 결과가 천차만별로 나타날 때에는 비즈니스적으로 성공하기 어렵다. 레이저 시술은 크게 문제를 일으키지 않는 것으로, 성형이나 시술은 어느 원장이 해도 결과가 대동소이한 것이 좋다.

다시 말하면 한 아이템을 잘 만들어서 일정 정도의 기간 동안 같은 목소리로 관리해주고 반발하는 고객이 생기지 않도록 원장들도 같은 결과를 내도록 마케팅을 잘해줘야 비로소 역마케팅이 성공할 수 있다. 아무 아이템이나 마구잡이로 만들어서 역마케팅을 한다고 모두 성공하는 것은 아니다.

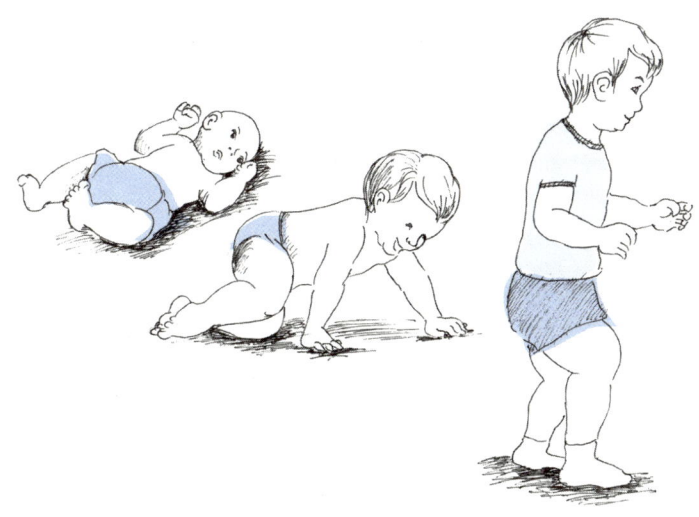

〈아이템은 선정뿐 아니라 일정기간 잘 관리하고 키워야 역마케팅에 성공할 수 있다.〉

⑤ 효율적인 아이템 선정과 적용

물론 한꺼번에 광고할 수 있을 정도로 마케팅 비용이 많다면 좋지만 한정된 예산 안에서 효율적으로 마케팅하기 위해서는 그 순서가 있어야 한다.

피부클리닉의 경우에는 보통 4계절 아이템을 정해서 여름이 오기 전에, 가을이 오기 전에 주요 시술 아이템을 알려서 여름에 왔던 환자들이 가을에 필요한 시술을 받아야 할 때 다시 한 번 찾을 수 있도록 한다.

여기에서 조금 더 디테일하게 CRM을 관리하자면 여드름 치료를 받은 환자에게 여드름 흉터, 모공, 미백 등에 대해서 순서대로 안내하면서 다음번에 예상되는 치료를 먼저 제시해주는 것이다. 그래서 여드름 치료 하나로 끝이 아니라 다음에 고민되는 피부 문제가 생겼을 때에도 우리 병원을 방문할 수 있게 해야 한다.

이를테면 과거에는 삼성휴대폰을 사도록, LG세탁기를 사도록 전자회사들이 경쟁했다면 이제는 삼성휴대폰을 산 고객들에게 삼성TV와 삼성컴퓨터 등 다음에도 삼성 제품을 구매할 수 있는 충성고객이 되도록 안내하는 것이다. 물론 고객들에게 갑자기 많은 상품을 안내하다가 오히려 거부감과 역효과가 날 수도 있다. 그럴 때에는 휴대폰을 구입한 고객에게 태블릿 PC를 안내하고, 태블릿 PC를 구입한 고객에게는 스마트 TV를 안내하는 등 다음 예상 구매 리스트를 홍보하는 등 순차적으로 충성고객을 만들어야 한다.

<역마케팅 성공 사례>

　병원 역마케팅에 대대적으로 성공했던 것은 '레이저 제모'였다. 과거에는 제모의 방법으로 왁싱이나 면도 등이 일반적이었다. 병원에서 제모를 하기도 했지만 화상의 위험이 있고 시간도 오래 걸리며 비싼 비용도 환자에게는 부담이었다. 그런데 레이저 제모 아이템은 '겨드랑이 레이저 제모 5회 10만 원'이었다. 왁싱 제품이나 면도기보다도 저렴한데 100%는 아니어도 영구 제모가 가능하다고 한다. IPL 등으로 필터 없이 털을 태우다가 살도 태우고 섹션 방식으로 시술하다보니 시간도 오래 걸리고 화상을 입거나 쉽게 제모하지 못하는 단점을 극복하기 위해서 다이오드 레이저를 이용했다. 롤링 방식으로 겨드랑이의 경우에는 1분도 안 되는 시간에 끝낼 수 있고 통증도 덜하고 털이 아닌 모근을 위축시키는 방법으로 영구 제모를 저렴하게 한다는 것을 강조했다. 아프지도 않다는데 심지어 의사들이 해준다고 하니 많은 여성들의 관심을 끄는 것은 시간문제였다. 이 같은 광고가 나가고 난 뒤에 병원을 찾아서 "○○○레이저 제모 있어요?"라고 묻는 이들이 늘어나기 시작했다. 그리고 원장들도 억대의 기계를 속속 구입하기 시작했다. 해당 제모 시술을 찾는 환자들이 늘어나면서 비싼 기계를 들여놓아도 한 달 만에 기계 값을 상회하는 매출을 올릴 수 있었으니 말이다.

　다음으로 인기를 끌었던 것은 고주파와 보톡스를 함께 시술하는 '고톡스'이다. 이는 많은 사람들이 함께 고민하는 사각턱과 탄력 없는 얼굴 살로 인한 늘어짐, 근육 발달 등 다양한 문제를 한꺼번에 해결할 수 있는 역마케팅 아이템이었다.

그리고 전통적인 피부 고민의 하나인 '점'도 새롭게 포장해서 역마케팅 아이템을 성공시킬 수 있었다. 과거에 시술하고 난 뒤에 검은 점은 빠졌지만 움푹 파이거나 피가 나고, 갈색 침착이 생기거나 딱지가 오래가는 문제와 점을 빼고 난 뒤에 며칠 동안 세수를 못해서 오히려 여드름 같은 트러블이 발생하는 문제를 해결한 '트리플 점빼기'는 상표권 인정까지 받은 성공적인 역마케팅 아이템이었다.

반대로 완치되기까지 다소 오랜 시간이 걸리는 시술이나 비용이 수백만 원에 달하는 아이템들은 역마케팅용으로는 적합하지 않다.

5) 아이템 선정의 원칙 – 아이템 선정 매뉴얼

① 효과 관찰성: 눈에 보여야 한다

점빼기의 경우에는 까맣거나 갈색, 혹은 붉은색으로 자리 잡고 있던 점이 빠져서 없어진 것이 눈으로 보였다. 제모의 경우에도 털이 빠지는 것이 확인되고 다음 번에는 조금 덜 나는 것을 눈으로 확인할 수 있었다. 이처럼 효과가 눈에 보여야 한다. 바로 환자의 눈에 보일수록 좋은 아이템이다.

"이 시술은 엄청 대단한 것이어서 1년 후에 효과가 나타나요."

이런 아이템이 과연 얼마나 성공할 수 있을까? 1년까지는 누가 기다릴 것이며, 그때 효과가 나타난다고 해도 그것이 이 시술 덕분이라고 누가 장담할 수 있겠는가?

효과가 더디게 나타날수록, 효과가 여러 번에 걸쳐서 나타날수록 아이템의 성공 가능성은 적다.

물론, 아이템의 효과가 느리게 나타나는 것도 있다. 아이템에 따라서 상대적이기는 하지만 대체로 보편적 성공 속도와 가능성 측면에서 보다 쉽고 빠르게 그 효과를 눈으로 확인할 수 있어야 한다는 말이다.

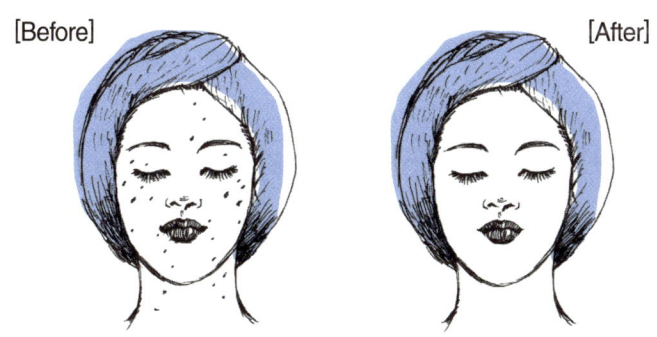

〈가시적 효과의 결과가 빠를수록 확실할수록 아이템 성공 가능성은 높아진다.〉

② 시험 가능성: 비싸지 않아야 한다

아이템이나 과목에 따라 다르겠고 또, 지금은 가격 경쟁이 심해졌지만 필자의 경험을 바탕으로 볼 때 피부클리닉 아이템 중에는 40만 원 정도가 상한선이다. 아무리 좋은 시술이라고 해도 200만 원, 300만 원이라고 하면 망설이기 마련이다. 더군다나 불경기에는 더욱 그렇다. 기름 값이 오르면서 어디 싼 주유소가 있다고 하면 그곳까지 기름을 넣으러 운전을 해서 간다. 그곳까지 가는 기름 값이 더 들더라도 싼 주유소를 찾아 줄 서는 운전자들이 많지 않은가? 일단 절대값이 저렴해야 한다. 아무리 좋은 1억 원짜리 시술을 300만 원에 파격 시술해 주어도 고객들에게는 크게 와 닿기 힘들다. 300만 원이라는 절대값이 너무 비싸기 때문이다. 시술 가격이 비싸질수록 아이템 성공 가능성은 떨어진다. 물론 아무거나 싼 시술을 하는 것이 좋다는 말은 아니다. 병원에서도 원가를 생각해야 하기 때문에 시간이 오래 걸리지 않고 소모품 가격도 많이 들지 않으며 리스크도 크지 않은 것들로 아이템을 꾸리면 된다. 저렴하다고 해서 시술 효과가 떨어지면 그 또한 성공할 수 없다.

③ 간단성: 쉽고 편하게 받을 수 있어야 한다

시술하는 데 시간이 매우 오래 걸리거나 아프고 멍이 심하게 들거나 회복기간이 너무 힘들고 오래 걸리거나 심지어 전신마취를 해야 하는 큰 시술일 경우에는 아이템 성공 가능성은 떨어진다. 물론 한 병원에서 오랜 시간에 걸쳐서 자리를 잡아서 성공할 수는 있지만 필자가 이야기하는 것은 모든 병원에 일반적으로 적용될 수 있는 아이템을 말하는 것이다. 이렇게 단순 비교를 하면 양악 수술은 좋은 아이템이 될 수 없을 것이다. 물론 간단한 보톡스보다는 확산 속도도 느리고 돈도 많이 들겠지만 양악 수술 안에서도 이런 원리에 입각해서 좀 더 수월한 이점을 찾아서 충분히 아이템화할 수 있을 것이다.

④ 상대적 이익: 시술에 따른 이익이 있어야 한다

당연한 이야기이다. 그게 무엇이 되었든 이득이 있어야 시술을 받을 테니 말이다. 예뻐지거나, 좋은 기계를 싸게 시술 받거나, 수술한 티가 나지 않으면서 자연스럽게 좋아지거나, 아픈 것이 해결되는 것 등이 모두 상대적 이익에 해당된다. 남들보다 좋은 병원에서 싸고 효과 좋게, 친절하게 받는다면 그것은 당연히 성공 아이템이다.

6) 아이템 선정의 원칙 - 개혁의 확산 이론

아이템 선정에는 몇 가지 원칙이 있다. 마케팅 이론에도 나와 있는데 '개혁의 확산 이론[2]'이라는 것이다. 한 가지 새로운 개혁이 확산되는 것은 직선으로 이어지는 것이 아니라 마

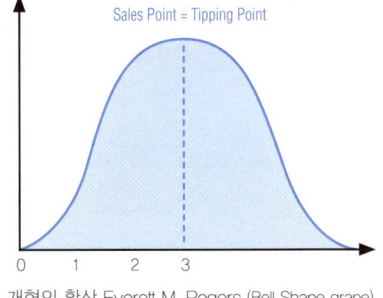

개혁의 확산 Everett M. Rogers (Bell Shape grape)

---

2) Everett M. Rogers' '개혁의 확산'

치 종 모양처럼 처음에는 확산 속도가 더디다가 어느 순간에 이르렀을 때 폭발적으로 뛴다는 것이다. 필자는 E. 로저스(E. Rogers)의 '개혁의 확산 이론'이 의료에도 적용된다는 것을 국내에서 처음 발견했다. 물론 처음부터 이런 이론을 알고 적용한 것은 아니다. 아이템을 하나하나 만들면서 성공도 하고 실패도 하면서 현장 경험을 쌓다가 대학원에 갔더니 이런 이론이 예전부터 있었고, 내가 성공했던 아이템을 대입해보니 딱 들어맞았던 것이다.

아이템 선정을 개혁의 확산 곡선에 맞춰서 살펴보면 잘 된 아이템은 평균 3개월에서 6개월 사이에 그 폭발이 이루어진다. 아이템 이론이란 효과에 대한 관찰이 가능해야 하고, 시험 가능해야 하고, 상대적인 이익이 있어야 하고, 간단성, 적응성이 있어야 한다. 새로운 개혁을 시도하고 확산시키는 사람들은 개방적이고, 교육 수준이 높고, 대인접촉과 정보노출이 많은 저연령층이라고 한다. 이런 사람들은 새로운 것이 나왔을 때 이를 인지하는 능력이 뛰어나며 설득된 다음에는 바로 하기로 마음먹고 실행한다. 그리고 효과가 좋은지 확인한다. 이들은 새로운 개혁을 쉽게 받아들이고 주변으로 확산을 잘 시킨다.

> * Specialty of an early adapter:
>   개방적, 높은 교육 수준, 저연령, 대인 접촉 많고 정보 노출 많은 사람
> * Condition of Reform change:
>   상대적 이익, 간단성, 적응성, 실험 가능성. 효과 관찰성
> * Process of Reform adoption:
>   인지-설득-결정-실행-확인

　보통 인터넷에서 글을 쓰는 사람들은 저학력이고 그 글을 읽고 설득당하는 사람들은 고학력자가 많다고 한다. 인터넷에 가장 글을 많이 쓰는 사람들은 초등학생이라고 하지 않던가. 어쨌든 마케팅 확산에도 위와 같은 조건이 필요하다.

　이런 원칙에 의해서 아이템을 선정했다면 직선이 아닌 종모양으로 아이템이 확산된다는 것을 알고 아기처럼 잘 키워야 한다. 같은 목소리를 내고 같은 시술 결과를 낸다면 실수가 없을 경우 3개월에서 6개월 사이에 피크를 찍는다. 물론 그 사이에도 환자가 0은 아니고 점점 늘어나다가 종모양 언덕의 꼭대기쯤에서 크게 확산된다는 것을 말한다.

> **<아이템 성공 사례>**
>
> 트리플 점빼기는 기존에 CO_2로 점을 빼던 것을 다른 레이저를 사용해서 딱지 생김과 피부 파임 현상을 줄인 시술법이다. 시술 후에 바로 세안과 화장이 가능하게 만든 것이고 개당으로 가격을 책정했다.
>
> 간단하게 30초에서 1분이면 점 하나를 뺄 수 있는데 시술 후에 점이 없어지는 것이 바로 눈으로 확인됐고 세안과 화장이 가능하다는 것은 불편함이 없어졌다는 것으로 이전의 점빼기 방식에 비해서 상대적으로 이익이었다. '트리플 점빼기' 아이템을 개발했을 때 매출이 거의 전무하다시피 했던 병원에서 이 시술법 하나만으로 월 매출 3억 원을 돌파하기도 했다. 이렇게 확산이 이루어졌고 트리플 점빼기는 상표권 인정까지 받을 수 있었다.

7) 역마케팅 성공의 필수조건 - 아이템 확산

① 접근성을 키워라

병원에서의 역마케팅이 성공할 수 있었던 이유는 무엇일까? 간단하다.

1. 목숨을 담보로 한 질병에 해당하지 않고

2. 누구나 한번쯤은 고민해본 문제들로

3. 수요가 끊이지 않는 시술이

4. 부담스럽지 않은 가격으로 일반 대중들에게 다가갈 수 있는 충분한 장점이 있었기 때문이다.

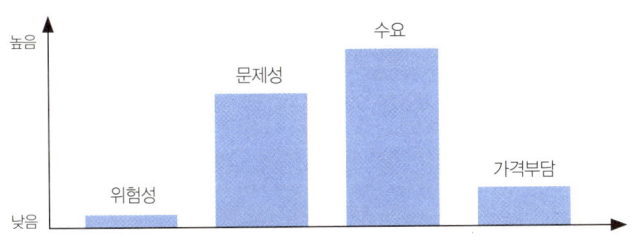

〈역마케팅의 성공 조건 4가지: 목숨을 담보로 하는 질병이 아닐 것, 누구나 고민하는 문제일 것, 수요가 끊이지 않을 것, 가격이 부담스럽지 않을 것〉

그동안 병원에서 제모 시술을 끊임없이 해왔지만 성공하지 못했던 이유는 비용이 너무 비싸다는 점이었다. 겨드랑이 제모 한 번에 과거에는 70만 원까지 나가곤 했다. 게다가 너무 아팠다. 심지어 시술을 받은 후에 화상을 입는 경우도 있었다. 또한 섹션 방식으로 네모난 팁을 이용해서 한 섹션의 제모가 끝나면 그 다음 섹션을 하는 방식이기 때문에 시간도 많이 걸리는 등 너무 많은 단점을 안고 있었다. 어차피 완벽한 영구제모도 불가능한 상황에서는 차라리 이보다 간편한 제모제나 면도, 왁싱 등을 이용하는 경우가 훨씬 더 많았다. 그런데 다이오드 제모 레이저를 보니 앞서 말한 단점을 대부분 상쇄할 수 있으리란 판단이 들었다.

일단 롤링 방식으로 빨리 지나가기 때문에 시술 시간이 짧았다. 그리고 과거에 비해서 통증도 현저하게 줄었다. 특히, 다리 같은 경우에는 따뜻한 정도의 느낌 외에는 아프지 않은 정도였다. 그리고 겨드랑이 시술 비용을 5회에 10만 원으로 책정해서 가격 경쟁력도 좋았다. 또한 한두 번의 시술만으로도 눈으로 직접 확인할 수 있을 정도로 효과가 좋았다.

 아무리 좋은 레이저나 시술법이라고 해도 장점을 여러 개 나열하기만 하면 환자들은 이에 집중하지 못한다. 그래서 필자는 몇 가지 고객들의 마음에 와 닿는 특징 몇 개만을 골라서 광고를 하기 시작했다. 왁싱이나 제모젤, 면도를 이용해서 혼자 집에서 할 경우에는 감염의 위험이 있지만 레이저 제모는 병원에서 의사가 직접 시술해주고, 제모 후에는 주의 사항도 알려주고, 보습제도 발라주고, 염증이 나지 않게 후처치도 해주며 심지어 어떤 경우에는 제모젤을 이용하는 것보다 비용이 더 저렴한 경우도 있었으니 환자들이 그 레이저를 찾지 않을 이유가 없었다. 이제 환자들이 병원에 연락해서 "○○○ 제모 하나요?"라고 묻기에 이른 것이다. 병원에서는 다른 시술 가격을 그대로 둔 채 겨드랑이 제모 가격만을 다운시켜서 관심 상품으로 만들어 전신 제모를 원하는 환자들을 통해서 큰 매출을 올릴 수 있었다.

 이런 점에서 볼 때 점빼기나 피주사, 보톡스, 필러 등의 시술은 앞서 말한 네 가지 조건과 모두 부합했고 모두 성공했다. 이 밖에도 해당 조건에 맞는 아이템들은 모두 역마케팅에 성공할 수 있었다.

② 효율적인 아이템 확산

모든 아이템은 환자가 기꺼이 병원을 찾아가서 시술을 받고 싶을 정도로 매력적이어야 한다. 환자 자신에게 가장 절실하게 다가와야 한다는 말이다. 그런데 지금은 환자들의 바람이나 요구사항은 점점 더 구체적으로 변해가고 있다. 예전처럼 "수술 없이 살 빼드립니다", "깨끗한 피부를 원하세요?"라는 두루뭉술한 표현으로는 환자들의 마음을 사로잡을 수 없다.

예를 들어보자.

나는 패션에도 관심이 많고 살은 별로 없지만 러브핸들이 자꾸 신경 쓰인다. 남들은 그 정도면 날씬하다고 하지만 내가 보기에는 아닌 것 같다. 상체는 유연하고 가늘고, 또 종아리까지도 참아줄 수 있지만 통이 좁은 반바지를 입고 앉았다가 일어날 때에 바지통이 허벅지에 꽉 끼어서 일어나면서 바지를 남몰래 다시 재정비해줘야 하는 허벅지 살의 압박이 있는 여성들이 무조건 '수술 없이 살 빼준다'는 말에 관심을 가질 리 없다. 팔뚝과 겨드랑이를 타고 가서 브래지어 라인으로 인해 살이 울퉁불퉁하게 튀어나오는 부분을 고민하는 여성들이 많지만 정작 수술하기는 무섭고 그만큼의 돈도 없다. 주사는 아파서 싫은데 친구들이 경락 마사지 등을 받으면서 시퍼렇게 멍든 모습을 보니 이 또한 싫다. 운동을 해야겠다는 생각은 눈을 뜨면서 잠들 때까지 하고 있지만 막상 몸은 움직여지지 않고 식이요법을 한답시고 저녁까지 굶다가 결국 밤 12시에 야식을 먹어버려서 자책

하게 되는 그녀들의 구체적인 고민을 공감하고 그 부분을 공략해야 한다.

 식이조절을 하고 운동을 해도 살이 잘 빠지지 않는다는 공감을 바탕으로 공략해서 지금 당장 이 레이저 시술을 받으면 운동을 하지 않고 굶지 않아도, 수술을 하지 않고 주사를 맞지 않아도 내가 원하는 라인을 만들 수 있을 것만 같아서 당장 병원으로 달려가고픈 열망을 일으켜야 한다. 이것이 전체 마케팅 콘셉트가 되어야 한다. 이를 테면 '아이돌 허리 만들기', '아이돌 다이어트' 같은 콘셉트를 잡아서 집중해야 한다. 그리고 이에 맞춰서 보도 자료를 내고 홍보하고 광고해야 한다. 각 병원에서도 같은 목소리를 내야 한다. 추상적이고 광범위한 이야기가 아니라 환자들이 '어머, 내 이야기네' 할 수 있는 포인트를 잡아서 집중 공략해야 한다. 마케팅은 선택과 집중이 핵심이다.

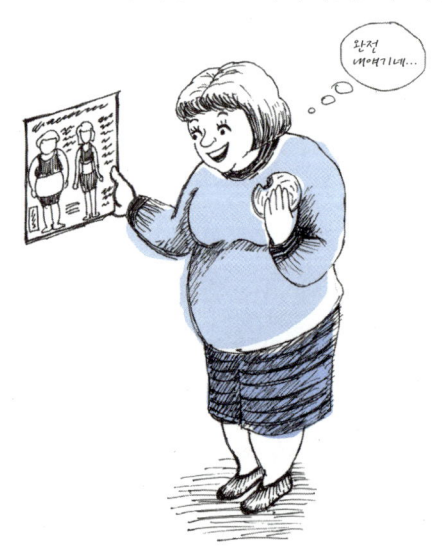

〈공감을 일으키는 특징에 집중해야 아이템을 확산시킬 수 있다.〉

아이템 확산이란 이런 것이다. 아이템을 수술 없는 비만 치료로 광범위하게 잡았다면 공감을 일으킬 수 있는 멘트나 강점 등을 찾아낸 후 그 부분을 집중적으로 광고하고 어필해야 확산을 시킬 수 있다는 말이다. 아이가 태어나면 모유 먹이고, 유치원 보내고, 손 감각이 발달할 때에는 손으로 할 수 있는 놀이를 하게 해주고 아이가 떼를 쓸 때에는 그 마음이 무엇인지 알아서 대처해주고, 도를 넘을 때는 제재하여 룰을 알려주어 사회성을 길러주는 등 시기에 맞는 발달 교육 등을 해준다. 이처럼 적절하고 성의 있는 케어를 해주어야 아이가 잘 자라는 것처럼 아이템도 잘 관리하고 확산을 시켜야 성공한다. '수술 없고 주사 없는 비만 치료'라는 아이템을 선정했다면 이를 확산시키기 위해 강점을 디테일하게 찾아내어 공감을 일으켜야 한다.

우리나라 대부분의 사람들은 통통하다. 객관적으로는 아니지만 자신이 통통하다고 생각하는 사람들까지 합치면 비만 시술 시장은 작은 것이 아니다. 석션까지 할 정도는 아니지만 허벅지나 뱃살 등 몇 군데의 살이 불거진 것이 고민인 이들에게 식이요법이나 운동요법을 이야기하는 것은 별 소용없다. 비만 기계를 들여놓은 원장은 그 기계 하나로 모든 비만 환자들을 잡고 싶겠지만 위에 언급한 환자들과 초고도 비만, 고도 비만, 산후 비만, 일반 비만 환자들과는 접근 자체가 달라야 한다. 초고도 비만 환자들은 석션이나 위밴드 수술, 위풍선 시술 등이 먼저 선행되어야 하고 정신과 상담까지 받으면 좋으며 이들이 살을 빼서 일반 비만 환자가 되었을 때에는 또 다른 시술적, 마케팅적 접근을 해야 한다.

계속해서 비만 시술 기기를 예로 들어보자.

이 기계를 원장들에게 팔고 싶다면 광고 방향은 또 달라져야 한다. 아카데믹한 설명을 원하는 원장들을 위해서 이 기계의 기전이 어떻고, 어떤 원리로 어떤 부위에 어떤 뎁스로 작용하는지 설명해야 한다. 이 기계가 국산인지, 수입산인지, 어떤 회사의 제품인지, AS는 어떤지, 소모품은 있는지, 있다면 무엇이 얼마나 소모되는지, 번은 나는지, 사이드는 어떤 것이 있는지 짚어주어야 한다. 그런데 이런 이야기를 일반인들에게 하면 관심도 없고 알아듣지도 못한다. 반대로 일반인들에게 하는 이야기를 의사들에게 하면 또 흥미 없어 한다. 의사들에게는 "이런 방향으로 설명하셔서 이렇게 티케팅하시면 좋다"는 정도만 이야기하면 된다. 의사들에게 더 중요한 것은 어떤 줄로 어떤 강도로 어떤 방식으로 몇 번이나 시술을 해야 사이드 없이 효과를 극대화할 수 있는지 하는 것이다. 또, 한 번의 시술을 위해서 어느 정도의 시간이 소요되는지에 따라서도 의사들의 구매 판단이 달라질 수 있다.

③ 정확한 확산 타깃 공략

잘 선정돼서 환자들의 마음을 공략할 수 있는 핵심 포인트까지 결정되었다면 이제 본격적으로 매출을 올릴 수 있는 마케팅에 집중해야 한다. 아이템을 확산시키기 위해서는 병원을 재정비하고 모두가 같은 목소리로 운영을 해야 하고 광고도 해야 한다. 그런데 모든 곳에 확산을 시키면 안 된다. 너무 좁은 영역, 혹은 너무 넓은 영역에 확산시키면 역마케팅은 효과를 볼 수 없다. 적절한 범위와 깊이로 마케팅을 해주어야 아이템이 잘 살아날 수 있다. 정글에서 불씨라는 아이템을 만들었으면 살살 불고 마른 지푸라기를 잘 넣어서 잘 살려야 한다.

모발 이식 환자들이 가장 좋아하는 것이 무엇인지 아는가?

'후~' 하고 입바람으로 앞머리를 불어 올리는 것이라고 한다. 광고 문구나 홈페이지를 만들 때에도 이런 디테일을 살려서 공감을 일으켜야 한다. 환자 입장에서 핵심이 되는 포인트 2~3개만 잡아서 꾸준히 밀고가야 한다.

"이 비타민은 피부, 비만, 불면증, 소화불량, 두통, 관절통, 변비에 다 잘 들어요."

이 말을 신뢰하는 이들은 과연 몇이나 될까? 만병통치약도 아니고 사기라고 생각하는 경우가 대부분일 것이다. 물론 모든 것에 다 효과가 있는 아이템일 수도 있다. 설령 그렇다고 하더라도 그런 것들을 모두 다 나열하면 성공할 수 없다.

다한증을 예로 들어보자.

모든 환자들이 고민하는 문제이겠지만 그중에서도 어떤 환자들이 가장 많을까? 20~30대 여성 환자들이 가장 많이 신경 쓰는 부분일 것이다. 물론 다한증이 너무 심각하고 액취증도 너무 심한 남성 환자들을 위한 남성 전용 병원도 있고 외모에 관심이 많은 환자들도 늘었지만 더욱 폭발적이고 환자 규모가 큰 것은 20~30대 여성이다. 그렇다면 이들은 어떤 매체를 주로 볼까? 인터넷, 버스, 지하철, 잡지, 모바일 등이 있을 것이다. 인터넷에서는 패션, 미용, 헤어, 메이크업, 화장품, 구두, 연예인 등의 정보에 더 많은 관심을 갖고 있을 것이며 잡지는 당연히 여성지보다는 패션지를 더 찾을 것이다. 이런 분야에 실질적인 사례로 자연스럽게 노출을 시켜야 한다. 반대로 남자의 다한증을 타깃으로 잡았다면 노출 대상과 규모, 영역 또한 달라져야 한다.

"소개팅을 하는데 예뻐 보이려고 실크 소재의 블라우스를 입고 나갔어요. 긴장이 돼서 그런가요? 겨땀 때문에 스물스물 겨드랑이 주변 옷 색깔이 달라지는 걸 미처 생각하지 못했네요."

"오늘 그가 드디어 처음으로 제 손을 잡았어요. 추운 겨울임에도 땀으로 흥건한 제 손을 잡은 그. 일주일째 연락이 없네요. 왜 그럴까요?"

다한증 여성들이라면 이런 사연을 보면서 마치 자신의 일인 양 공감하지 않을 수 없을 것이다. 이렇게 타깃 대상들의 마음속에 스며들 듯이 역마케팅 아이템을 키워나가야 한다.

어느 병원에서 다한증에 관한 정보를 인터넷 포털 사이트에 올린다고 생각해보자. 전쟁, 정치 분야에 "다한증이란 국소적 전신적으로 어쩌고, 내분비계가 저쩌고 하는 질병을 말합니다. 이를 치료하기 위해서는……" 하는 방식으로 접근한다면 어떻게 될까? 지금 이 병원은 두 가지 실수를 저질렀다. 일단, 타깃 대상을 잘못 잡았다. 더군다나 이렇게 와 닿지도 않는 내용을 땀이 좀 촉촉하게 나면 좋겠다고 생각하는 할머니 할아버지 60대 이상 노년층이 보는 채널이나 매체에 광고를 한다면 당연히 확산의 속도는 매우 더딜 것이며 확산을 떠나 오히려 역효과만 날 수도 있다. 타깃 대상과 내용을 잘못 잡으면 그 아이템은 결코 키울 수 없다.

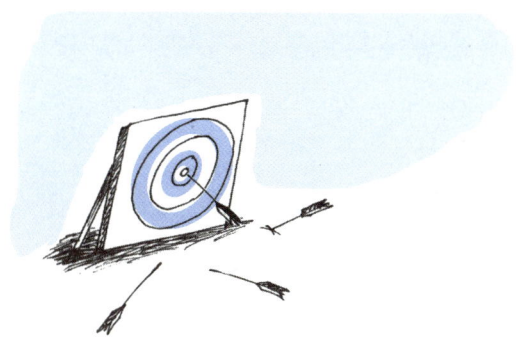

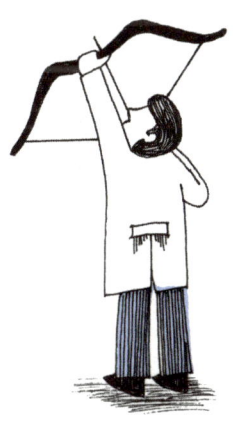

〈타깃 대상과 내용을 잘 잡아야 광고 효과가 좋다.〉

④ 최대한 많은 사람이 알게 하라

아이템을 잘 선정했다면 최대한 많은 곳에 알려야 한다. 역마케팅이 잘 되는 이유는 단 하나, 그만큼 많은 사람에게 알릴 수 있기 때문이다.

내가 미용사인데 내가 일하는 미용실 안에서만 "나는 펌을 너무 잘해요. 우리 미용실에서 최고에요. 우리 직원들이 다 인정해요"라면서 미용실 안에 각종 홍보물을 붙여놓고 들어오는 손님들에게 아무리 외친다고 한들 몇 명이나 그 진가를 알아주겠는가? 나가서 지나가는 사람들에게 알려야 한다. 강남역에서, 창원에서, 청주에서…… 전국에서 알 수 있게 해야 한다. 압구정 미용실, 부산 미용실, 부천 미용실…… 전국의 미용실에서 당신의 진가를 알게 해야 한다.

지금까지의 병원의 마케팅 방식이 병원 안에서만 "우리 병원만 잘해", "내가 잘해", "이 기계 좋아"라고 외쳤던 것이라면 역마케팅은 지나가는 일반인들에게, 그것도 최대한 많은 사람들에게 알리는 것을 말한다. 단, 법의 테두리 안에서 말이다.

아이템 확산을 위해서는 매체마다 다르게 광고해야 한다. 인터넷(그중에서도 키워드, 배너), 기사, 모바일, 버스광고, 신문광고, 잡지광고는 모두 그 방법이 다르다.

모바일 광고는 누가 가장 많이 보겠는가? 당연히 젊은층, 차라리 어린 사람들이다. 이들의 특징은 무엇인가? 한 페이지에 오래 머물러 있지 않는다. 이들에게 기사식으로 읽게 하는 광고는 당연히 효과가 없다.

버스 광고의 특징은 어떠한가? 내 옆을 훅 지나간다. 글씨가 많으면 그 짧은 시간에 다 읽을 수 없다.

광고를 할 때에 잊어서는 안 되는 것이 있다. 사람들이 광고를 볼 때에 어떤 것을 가장 먼저 볼 것 같은가? 그 광고가 특히 의료 광고라면 소비자의 가장 큰 관심은 어디에 있겠는가? 가장 드러내서 광고하고자 하는 포인트가 있다면 그것을 어떻게 강조하면 좋을까? 글자, 배치, 문구, 색깔, 크기…… 보이는 이 모든 것이 마케팅이다. 그리고 그 연장선상에서 역마케팅도 고려되어야 한다.

여기서 주의할 점은 각 매체에 따라서 심의기관과 단속기관이 다르다는 것이다. 매체에 나가는 광고의 경우에 심의는 대한의사(치과의사, 한의사)협회 의료광고심의위원회에서 받지만 단속은 보건소에서 한다. 유권해석은 복지부에서 하고, 광고심의는 대한의사협회 의료광고심의위원회에서 하고, 실질적인 단속은 보건소에서 하는데, 경우에 따라서는 동일한 문구의 해석에 있어서도 차이가 나기도 한다.

신문광고와 잡지광고는 대한의사협회에서 심의를 받아야 한다. 그런데 심의비용도 들고 기간도 오래 걸린다. 한번 되돌아오면 다시 제작하고 심의를 넣어야 하기 때문에 그만큼의 시간과 비용이 들어간다. 내가 광고를 하고 싶다고 해서 바로 할 수 없다는 이야기이다. 선정한 아이템의 광고 콘셉트가 잡지에 맞는 것이라면 심의기간까지 고려해야 한다. 여름 상품을 잡지에 광고하기로 했는데 7월에 시작했다면 심의 받고 준비하다보면 벌써 가을이 된다. 그 아이템은 아쉽지만 내년으로 미루는 것이 낫다. 여름을 공략할 아이템은 보통 3월에 시작한다. 6월까지 전성기를 이루다가 7~8월이 되면 시들어간다.

이 밖에 이동물이나 인터넷 광고에 대한 심의도 쉽지 않다. 인터넷의 특성이 무엇인가? 시의적절하게 사진이나 문구를 바꿔줘야 한다. 그런데 한 줄 심의 받는 데 10만 원이다. 10줄을 광고하면 심의비만 100만 원이다. 돈이야 낼 수 있다고 하자. 심의를 받기 위해서는 또 몇 주일이 소요된다.

이런 특성을 정확하게 알고 그에 맞는 준비를 해서 적정 시기와 특성에 맞게 알려야 한다.

8) 그리고 남은 이야기 - 의료계 역마케팅, 왜 어려운가?

외국에서는 이미 의료 역마케팅이 잘 되고 있지만 우리나라는 제약회사 정도가 끝이다. 의료계는 하고 있는 사람도 거의 없고, 한다고 해도 그리 잘하고 있지도 않다. 그만큼 한국에서는 의료 역마케팅이 어렵기 때문이다.

역마케팅에는 룰이 있다. 개혁의 확산 이론에 제대로 결합되었을 때 성공 기반을 다질 수 있다. 아무 아이템이나 선정해서 무조건 많이 알린다고 해서 역마케팅이 되는 것도 아니다. 잘못하면 환자유인알선 행위로 걸릴 수 있다.

역마케팅이 잘 안 되는 이유를 몇 가지 찾아보자.

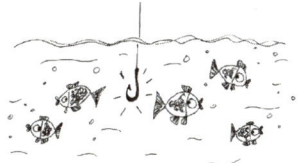

첫째, 아이템을 잡을 줄 모른다.

아이템은 원장이 시술할 수 있는 것을 아무거나 잡아서 아무 말이나 한다고 되는 것이 아니다. 의료를 잘 알아야 하는 것만큼 의료의 바탕이 되는 환자들의 마음을 잘 알아야 한다. 아이템 선정에 있어서 남들이 하는 아이템은 비용이 많이 드니 꼭 세상에 없던 단어를 해야만 성공할 수 있다는 뜻이 아니다. 아이템을 세상에 없는 단어로 선택하지 않아도 좋다.

"나는 안면윤곽도 할 수 있고, 점도 뺄 수 있고, 쌍꺼풀도 할 수 있다면 이 중에서 안면윤곽은 한 번에 좋아질 수 있지만 시술 시간과 케어도 오래 걸리고 부작용이 클 수도 있다. 엑스레이 레이저 장비 등도 사야 하고 마취과 원장도 있어야 한다. 그에 비해서 점은 시술 단가는 낮지만 상담 전문 인력의 실력이 중요하지 않고 부작용도 크게 없으면서 시술 시간도 짧으니까 나는 우선 점을 먼저 밀어봐야겠다."

이것이 아이템 선정이다.

자신의 손익계산과 상황, 잘할 수 있는 시술이나 관심 분야,

우리 병원 직원의 상담 능력, 병원 위치, 규모 등을 종합적으로 고려해서 제일 빠르게 좋은 이미지로 사람들에게 알려질 수 있는 것을 선정해야 하는 것이다.

둘째, 공감을 일으킬 줄 모른다.

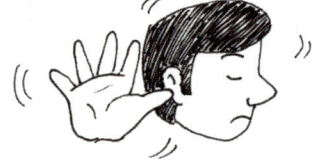

환자의 공감을 얻을 수 있는 마음을 건드려줘야 한다. 예를 들어서 석션도 필요 없고 케뉼라도 필요 없이 피부 표면에서 초음파나 고주파를 내부에 침투만 시켜주는데 효과를 발휘하는 비만 레이저 기계가 나왔다고 하자. 보통의 광고 홍보 회사는 식이조절이 어떻고, 몸매 관리는 어떻게 하는 식으로 비만을 접근할 것이다. 이렇게 추상적이고 일반적인 내용으로는 절대 승산이 없다.

전통적 홍보 방식 중에 하나가 기자 간담회 같은 형식이다. 새 시술에 대해서 기자들을 불러 모아놓고 라이브를 하면서 콘셉트를 설명하고 기자들의 질문에 답변하고 돌아갈 때는 이와 관련된 자료나 보완이 될 만한 것들을 제공한다. 아직도 하고 있는 방식이니 좋다. 그러나 이 방법은 로컬병원에 맞지 않는다. 라이브를 하려면 병원을 비워야 한다. 환자도 구해야 한다. 환자가 이 시술을 받은 느낌을 말해준다. 시간도 많이 걸린다. 이렇게 하고난 후에 내가 원하는 기사를 써줄 수 있는 기자들은 과연 몇 명이나 되겠는가? 환자가 듣고 싶은 이야기를 환자가 잘 보는 매체에 노출시켜서 환자들의 공감을 일으켜야 살아남을 수 있는 것이다.

셋째, 아이템을 키울 줄 모른다.

의료를 몰라서 아이템을 제대로 잡지 못하는 것까지는 그렇다 치자. 썩 괜찮은 아이템이 탄생되더라도 이것을 키우고 관리할 줄 모르면 바로 사장되고 만다. 아이템을 가장 잘 표현할 수 있는 광고를 통해서 매출로 이어지게 해야 하는 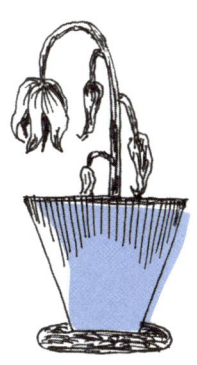 데 의료를 잘 모르고, 환자들의 마음을 모르니 제대로 된 카피 문구라도 쓸 수 있겠는가? 그리고 특히 아이템을 키울 때에는 의료법에 주의해야 하는데 장비 회사나 마케팅 업체에서 제공되는 자료만 보고 국내 최초이니 최고이니 하는 등의 문구를 사용하여 일반적인 의료법 사항도 피해가지 못해서 아이템을 망치는 경우가 있다. 또, 의료기기의 경우에는 허가사항 이외의 것을 광고하면 의료기기상도 영업정지에 병원도 피해를 입는다. 이런 기본적인 내용도 알지 못한 채 아이템 광고에만 열을 올리다보면 아이템이 살아나기 전에 경찰 조사부터 받아야 할지 모른다.

넷째, 아이템을 관리할 줄 모른다.

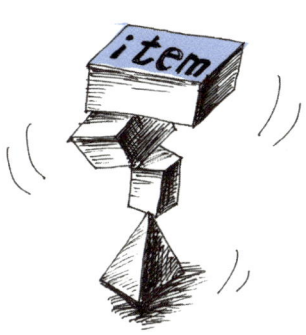

고심해서 탄생시킨 아이템은 일정 기간 동안 잘 관리해주어야 한다. 당연히 의료법에도 걸리지 않게 환자들이 듣고 싶어 하는 이야기의 핵심 몇 개만

을 선정해서 시술하는 병원 모두가 같은 목소리를 내줘야 한다. 그리고 의료의 결과, 즉 시술의 질 또한 일정 수준 이상으로 구현되어야만 아이템이 살아날 수 있다.

내가 안면윤곽을 하는 병원인데 시술하는 의사에 따라서 시술 결과가 다르다면 아무리 같은 목소리로 광고를 하고 실장이 설명을 해서 내원을 한다고 해도 아이템의 확산은 고사하고 안티만 늘어날 수밖에 없다. 저가의 사각턱 보톡스를 아이템으로 선정했다고 하자. 예약시간 분배를 적절하게 하지 않고 대기 공간도 부족해서 사람들 다 있는 대기실에서 엠라 바르고 창피하게 기다리게 해보자. 지난번엔 남자 원장이었는데 이번에 여자 원장 등 들쭉날쭉하게 시술해보자. 남자 원장이 시술할 때에는 친절하게 설명하고 주사를 천천히 귀 아래에 놔줬는데 여자 원장이 시술할 때에는 설명도 없이 앞턱 있는 쪽에다 아프게 놔줬다고 하자. 환자가 늘어나겠는가? 아이템이 키워지겠는가? 안티가 안 생기면 다행일 수 있다.

또, 잘 만들어진 아이템도 관리를 잘하지 못하면 제대로 키울 수 없다. 예전에 '액체 보톡스'를 이용한 마케팅을 고민하고 있는 원장과 만난 자리에서 다한증을 공략한 '땀주사' 아이템을 추천한 적이 있다. 그런데 그 후 필자에게 관리를 맡기지는 않았기 때문에 잊고 있었는데 아니나 다를까 관리 소홀로 인해 제대로 된 성공을 거두지는 못하고 있다.

다섯째, 아이템을 광고할 줄 모른다.

모든 광고는 매체마다 다르게 집행되어야 한다. 인터넷, 기사, 모바일, 버스 광고, 신문광고, 잡지 광고 모두 그 방법이 다르다. 각 매체를 주로 보는 대상도 다르고, 구독 습관도 다르고, 특히 적용되는 의료법과 광고 심의 과정도 다르다. 그런데 이들에 대한 세부적인 고려 없이 '광고'라는 이름으로 한 가지 방법으로만 집행하다보면 돈과 시간만 버리고 효과는 보지 못하는 것이다.

즉 내가 기미 시술도 하고 여드름 시술도 하고 제모 시술도 한다면 제모나 여드름은 어린 친구들이 많이 오기 때문에 모바일 등의 매체를 이용하고 지금 뜨고 있는 개그콘서트나 광고 문구 등을 패러디할 수도 있다. 그런데 기미나 검버섯을 광고할 때에도 여드름과 제모 시술과 똑같은 방식으로 하면 당연히 실패할 수밖에 없다. 또한 모든 매체에 여드름만, 기미만 집중해서 광고해도 좋은 효과를 볼 수 없다.

<아이템 실패의 기억>

모든 아이템이 다 좋은 효과를 가져오는 것은 아니다. 여드름에 정말 좋은 레이저와 시술이 있었는데 시술가를 100만 원을 책정했더니 확산의 속도가 매우 더뎠다. 아무리 좋은 시술이라도 시험 삼아서 한번 해볼 수 있는 돈은 40만 원 정도가 최대였다. 그 이상이 되면 환자가 즉각적으로 오기 힘들었다. 물론 환자가 어느 정도 찾아오기는 했지만 기대했던 만큼의 폭발적인, 비즈니스 경쟁력이 있는 기록적인 확산에는 해당되지 않았다는 말이다. 광고비 또한 비싸기 때문에 비용 대비 효과가 떨어졌다. 경쟁이 심한 아이템에 극소의 광고비를 투여해 비싼 시술을 확산시키려다 보니 어려움이 있었다. 또한 여드름 자체가 점이나 제모처럼 한 번에 눈에 띄게 줄어든 것을 눈으로 확인할 수 없는 시술이었던 것도 하나의 원인으로 간단성과 효과 관찰성 면에서 많이 떨어졌기 때문에 확산에는 어려움을 겪어야 했다. 물론 몇 년씩 했다면 이어갈 수도 있었겠지만 한두 달 해보고 아이템을 다른 것으로 바로 전환하는 것이 효율적이라 판단했다.

양방에서는 이렇게 실패했지만 한방에서는 오로지 여드름만을 파고 입소문을 내서 (최대 3개월 정도 걸리고 단계별로 일주일 지나면 어떤 현상이 올 것이고, 가격은 어느 정도이며, 3개월 이후에는 어떤 관리를 꾸준하게 해주어야 한다는) 정확한 디렉션을 주고 다른 아이템 관리조건 운영도 잘해서 대박이 난 경우도 있다. 여드름이라도 무조건 안 좋은 아이템인 것은 아니고, 40만 원 넘는다고 아이템이 될 수 없는 것은 아니다.

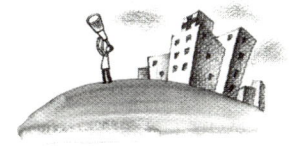

4. 홈페이지는 가장 먼저 만나는 병원이다

"바쁜데 병원을 찾아다닐 순 없죠. 홈페이지를 먼저 봐요."
홈페이지는 고객과 가장 먼저 만나는 마케팅이다.

1) 또 다른 병원, 홈페이지

 요즘은 거의 모든 사람들이 필요한 것을 찾기 위해서 가장 먼저 인터넷을 뒤지는 시대이다. 병원도 홈페이지부터 찾아보고 온다. 인터넷 광고는 당연히 홈페이지로 연결되어 있을 뿐만 아니라 오프라인 광고를 한다고 해도 이를 보고 고객이 병원 혹은 아이템을 인식했다면 인터넷에서 먼저 찾아보고 확인한다. 어떤 병원인지, 원장은 어떤 사람인지, 잘하는지 못하는지에 대한 판단도 홈페이지를 먼저 찾아보고 확인한다.

홈페이지는 그야말로 인터넷상에서 만날 수 있는 병원의 모든 것이다. 병원의 인테리어이자 간판이며, 그 자체로 또 하나의 병원이다. 광고를 한다면 특히 인터넷 광고를 한다면 홈페이지는 필수이다. 홈페이지는 그동안 병원이 마케팅한 모든 것을 담을 수 있는 꿀항아리에 비유할 수 있다. 로컬병원, 특히 피부과나 성형외과에 목숨이 걸려 있는 질환으로 오는 사람들은 거의 없다. 그렇기 때문에 환자가 본인이 받을 시술에 대하여 계산하고 가는 가격을 티케팅이라고 했을 때 첫 티케팅은 우리 개원가의 홈페이지에서 이루어져야 한다.

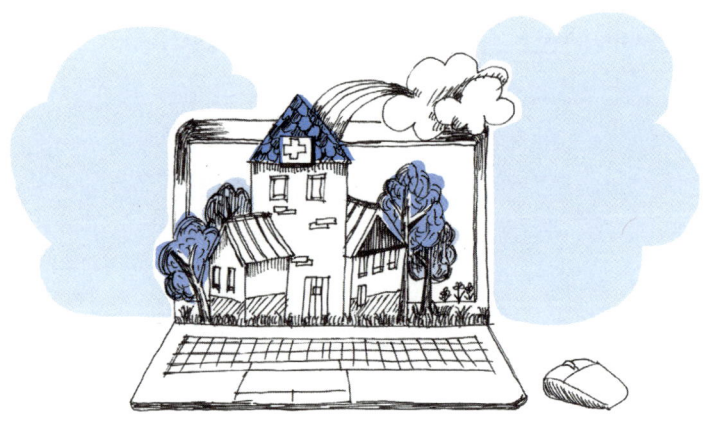

〈병원 홈페이지는 병원이 마케팅한 모든 것이 담긴 또 하나의 병원이다.〉

2) 병원 홈페이지는 누가 보는가?

당연히 고객들이 제일 많이 본다. 물론 매일 홈페이지를 들어가서 보고 또 보는 원장들도 있다. 상담 답변을 달아주는 것 이외에도 일상적으로 홈페이지에 들어가보는 직원들도 있다. 오늘은 이 색깔이 마음에 들었다가 내일은 또 저런 아이템을 넣어야겠다면서 홈페이지 업체나 담당직원을 매일 괴롭히는(?) 사람들도 있긴 하다. 그렇지만 홈페이지의 존재 이유가 그러하듯이 일반적으로는 고객들이 가장 먼저 본다. 그들은 어떤 시술을 해야겠다는 결심을 하게 되면 일단 컴퓨터를 켜고 인터넷 사이트를 돌아다니면서 관련 정보를 찾는다. 각종 병원 홈페이지를 찾아 들어가는 것은 기본이다. 어떤 병원인지, 내가 원하는 시술은 얼마나 잘하고 있는지, 얼마나 합리적인 가격으로 받을 수 있을지 등을 미리 파악하고 필요하다면 상담 신청을 하기도 하고 위치 정보와 전화번호를 찾아서 전화를 하고 예약을 하는 기본적인 정보도 홈페이지에서 얻는다.

강남, 압구정동, 도서산간 지역, 아니면 다른 어떤 지역에 위치하고 있더라도 환자들이 가장 먼저 만나는 병원은 바로 홈페이지인 것이다. 그래서 홈페이지 관리가 더욱 중요하다.

3) 고객은 홈페이지에서 어떤 것을 볼까?

홈페이지를 클릭해서 들어온 사람들은 일단 어느 병원인지 가장 먼저 보고 시술 후기나 전후 사진을 찾아본다. 그 내용이 만족스럽지 않다면 바로 홈페이지를 나가버릴 것이며 만족스럽다면 홈페이지 투어를 계속할 것이다. 홈페이지에서 계속해서 정보를 얻고자 하는 이들은 그 다음에는 자신이 원하는 정보를 보다 구체적으로 얻고자 한다. 예를 들어 여드름 치료에 관심이 있는 환자들은 본인이 고민하는 상태에 맞는 내용을 찾는다. '나는 여드름이 크게 나는데', '까맣게 나는 여드름 치료 사례는 없나?', 이렇게 자신이 원하는 정보가 이해하기 쉬운 말로 소개되어 있으면 더욱 관심을 갖게 된다. "내가 고민하고 있는 여드름의 사례는 어떤 이유에서 생긴 것이며 이렇게 치료했더니 이만큼이나 좋아졌다"는 등의 자세한 자료를 얻었다면 일단은 병원을 신뢰하게 된다. 그 후 홈페이지에 상담 글을 남기거나 직접 전화를 해서 상담 일정을 잡을 것이다. 이때 상담 답변이나 전화응대가 만족스러웠다면 더할 나위 없다. 이 같은 내용이 홈페이지에 모두 들어가 있어야 한다.

4) 홈페이지도 마케팅이다

대다수의 원장들은 홈페이지를 제작할 때 가능한 한 멋스럽고 고급스럽게 만들고 싶어 한다. "명품 브랜드 홈페이지처럼 이미지가 강조된 세련된 홈페이지가 우리 병원의 품격에도 맞을 것 같다." "알록달록 전후 사진으로 도배돼 있는 홈페이지는 왠지 지저분해 보인다." "수련했던 병원이나 외국 병원 홈페이지처럼 전문적으로 만들어야 한다"고 하는 이들도 있다. 그런데 로컬병원은 삼성이 아니다. 대기업처럼 이미지 광고 홈페이지를 만들 필요가 없다는 것이다. 우리는 개원의이다. 홈페이지부터 티케팅을 해야 한다는 이야기이다.

로컬병원의 홈페이지에는 마케팅적 요소가 충분히 들어가 있어야 하고 그로 인한 고객들의 1차 티케팅이 가능한 홈페이지여야 한다.

무엇보다 중요한 것은 티케팅이 가능한 요소가 들어가야 한다는 것인데 그것은 바로 시술 후기와 상담, 그리고 전후 사진이다.

네모난 사각형의 홈페이지를 사선으로 읽는 데 대략 1초 정도 걸린다고 한다. 홈페이지의 가장 왼쪽 윗부분에는 병원 로고가 자리한다. 그리고 가운데에는 후기와 상담 혹은 전후 사진이 들어간다. 오른쪽 하단에는 전화번호와 오시는 길이 적혀 있다. 이것은 무엇을 의미할까? 왼쪽 사선 위, 즉 이곳에서 어떤 병원인지 가장 먼저 인식한 다음에 무엇을 잘하는지, 진짜로 잘하는지 여부를 후기와 상담, 메인이 되는 시술 등으로 확인하고 전화와 내원으로 이어진다는 이야기이다. 유명한 포털사이트를 봐도 마찬가지이다. 업체 로고가 있고 로그인 한 후에 가장 중요한 배너, 그리고 쇼핑 등의 순서로 되어 있다. 그 사선이 왼쪽 위에서 오른쪽 아래로 오느냐, 아니면 그 반대이냐일 뿐 모두가 이런 요소들을 갖추고 있다.

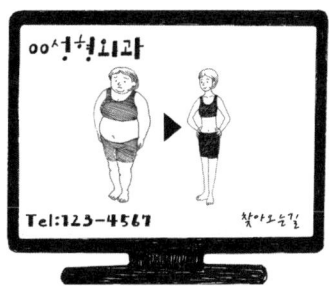

〈티케팅을 위해 병원 홈페이지에 담겨야 할 사항: 병원로고, 중요시술, 환자가 원하는 요소, 위치, 연락처〉

5) 티케팅할 수 있는 홈페이지 만들기

우리는 삼성이 아니라는 이야기는 샤넬 등 명품 브랜드나 이미지 홈페이지에서 많이 활용하는 검정색이나 어두운 색 등은 사용하면 안 된다는 것이다. 또한 아카데믹한 분위기가 좋다며 수련병원에서 썼던 원색의 파란색과 초록색은 금물이다. 이미지 홈페이지는 그런 색상을 사용하면 멋있다. 수련병원에서 그런 색상은 아카데믹하다. 그러나 구매 욕구를 불러일으키지는 못한다. 파란 그릇에 밥을 먹으면 식욕이 떨어져서 다이어트에 효과가 있고 주황색은 그 반대로 식욕을 당긴다는 등의 색상과 관련된 이야기는 들어봤을 것이다. 티케팅이 되는 홈페이지는 무조건 밝아야 한다. 어두컴컴한 곳에서 누가 물건을 사고 싶겠는가? 밝은 색을 써야 한다. 그중에서도 구매 욕구를 불러일으키는 색상을 활용해야 한다. 삼성을 대표하는 파란색이나 정보성이 많은 글로 홈페이지를 채울 수도 있다. 병원 이미지에 부합하는 안정을 줄 수 있는 3차 종합병원 홈페이지에는 더 효과적이다. 그곳은 티케팅을 하는 홈페이지가 아니라 아파서 불안한 마음을 안정시켜주고 더욱 정확한 정보를 얻기 위해 찾는 곳이니 말이다.

광고를 할 때에도 홈페이지는 유용하게 활용할 수 있다. 홈페이지 광고를 할 때 키워드 광고나 배너 광고도 많이 한다. 홈페이지는 광고를 하기 위해서 만들어놓은 것이니까 말이다. 그래서 고객들은 해당 홈페이지를 클릭해서 페이지가 열리는 데까지 시간이 오래 걸리거나 언뜻 봐서 자신이 원하는 정보가 아니라는 판단이 들면 바로 나간다. 인내심을 발휘해 기다려주지 않는다. 원하는 정보를 찾아서 한 번 더 클릭하는 정성은 종합병원을 찾는 목숨을 담보로 한 환자들에게나 가능한 일이다. 그런데 로컬병원은 널리고 널렸다. 원하는 정보가 바로 뜨지 않으면 바로 나가서 다른 병원을 찾는다.

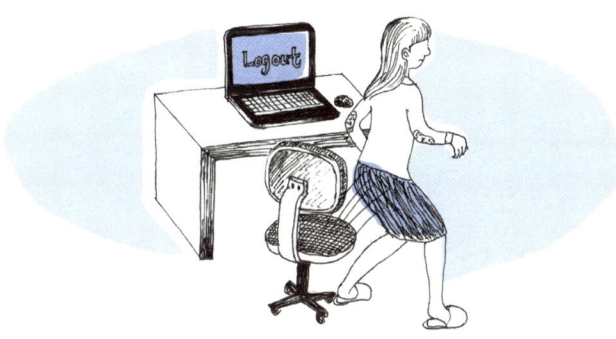

〈사람들은 원하는 정보가 바로 뜨지 않으면 홈페이지에서 바로 나가버린다.〉

거의 무너져가던 병원을 운영하던 A원장.

교통이 편리한 역세권에 자리 잡고 있어서 위치는 나쁘지 않았지만 한눈에 봐도 낙후되고 정리도 되지 않은 병원이었다. 인테리어가 잘 되어 있는 요즘 병원에 비하면 시골 의원 수준 정도밖에는 안 되는 상황이었다. 홈페이지? 당연히 없었다. 시설이 그런 곳에서 홈페이지를 생각이나 했겠는가? 그런데 이 병원에서 레이저 기계를 구입했다. 당시 이 기계는 인터넷 광고를 하고 있었기 때문에 A원장 또한 처음으로

> 홈페이지를 만들었고 그 후로 평생 해본 적 없었던 매출 신화를 기록하게 되었다. 1~2만 원짜리 시술을 해서 첫 달부터 월 매출 3억 원을 올리는 고공행진을 거듭하더니 곧이어 강남에 또 하나의 병원을 개원했다. 깔끔하고 보기 좋은 홈페이지를 개설했다는 것만으로도 이 같은 놀라운 일이 벌어질 수 있다. 물론 이 같은 결과가 나오기까지는 좋은 아이템 선정, 마케팅 요소가 잘 들어간 홈페이지, 그리고 이 모든 것이 잘 구현될 수 있도록 믿고 맡긴 원장이 있었기에 가능한 일이었다.

7) 환자가 보고 싶은 정보를 올리자

홈페이지가 있어도 환자의 흔적을 잘 찾을 수 없는 병원도 있다. 원장의 입김이 지나치게 강한 경우 이런 결과가 종종 발생한다. 원장의 구미에 맞는 홈페이지를 만들다보니 환자의 관심사에서는 동떨어진 홈페이지가 탄생하는 것이다.

한 남자 원장은 다른 것보다 홈페이지 전면에 자신의 사진을 올려달라고 했다. 좋다. 만약에 자신이 하고 있는 시술을 통해서 몰라볼 정도로 변한 현재의 모습을, 다른 사람도 아닌 원장 자신이 효과를 본 사례를 올리는 것이라면 어쩌면 드라마틱한 효과를 기대할 수 있을 것이다. 콤플렉스 가득한 얼굴에서 조각 같은 배우의 얼굴로 변한 전후 사진이라도 올린다면 고객의 공감대를 얻는 것은 물론이요, 신뢰감도 쌓이고 돈도 벌 수 있을 것이다. 그런데 아무런 이유도 없이 본인의 사진만 크게 걸려 있다면 과연 누가 보겠는가? 정보도 없고, 감동도 없고, 재미도 없는 홈페이지를 보고 어느 누가 병원에 찾아오겠는가?

유명인사와 함께 찍은 사진을 홈페이지에 올리고 뿌듯해 하는 원장도 많다. 의사들 사이에 너무 유명한 외국 의사가 병원에 방문했다고? 박지성이나 최경주는 아니지만 너무나 좋아하는 골프선수가 병원에 방문했다고? 의미 있는 외국 학회에 다녀왔다고? 그런데 뭐? 환자들은 그들을, 그 행사를 모른다. 관심도 없다. 물론 이런 사진을 올리는 것은 좋다. 다만 중요한 정보를 모두 다 가리면서까지 올릴 필요는 없다는 말이다.

박지성의 여드름을 우리 피부과에서 고쳤더니 이렇게 좋아졌다면서 전후 사진을 올린다면 환자들은 당연히 관심을 갖고 병원을 찾을 것이다. 경기 때문에 까맣게 탄 최경주의 얼굴을 뽀얗고 하얀 백옥피부로 만들어준 전후 사진을 올린다면 환자들은 그 효과를 믿고 병원을 찾을 것이다. 그런데 그저 박지성, 최경주와 함께 찍은 사진은 환자들에게는 별 의미가 없다. "이 병원 원장은 이런 유명 인사와 알고 지내는구나", "중요한 학회에서 발표할 정도의 실력은 있구나"에서 그친다. 혹시 김태희나 전지현의 시술 전후 사진, 그도 아니라면 최소한 '이들이 우리 병원에 시술 받으러 와서 함께 찍은 사진'이라도 있다면 이야기는 달라지겠지만 말이다. 그런데 김태희 같은 톱스타가 설령 성형외과에 시술을 받으러 왔다고 해도 그곳에서 사진을 찍어줄 수 있을까?

"내가 수련 받을 때 우리 대학병원 홈페이지가 참 멋있어 보였어요. 아카데믹하면서도 왠지 있어 보이는 홈페이지 말이에요. 저도 그렇게 멋있게 하고 싶어요" 당신이 종합병원을 운영한다면 그런 멋있는 홈페이지를 만들어도 좋다. 아니, 최소한 병상 몇 개는 구비하고 있는 병원급까지도 양보할 수 있겠다. 그런데 협소한 데다 환자도 잘 찾지 않는 병원에서 그나마 환자들의 눈길마저 끌지 못하는 홈페이지가 웬말이란 말인가?

"명품 홈페이지를 보니 회색톤으로 되어 있는 것이 너무 멋있더라고요." 홈페이지 보면서 혼자서만 만족해하는 것이 목표라면 그렇게 만들어라. 환자들은 그 홈페이지를 보지도, 병원을 찾지도 않을 것이다.

홈페이지에 게재되는 정보는 철저하게 환자의 입장에서 환자가 원하고 좋아하는 것, 환자가 알고 싶어하는 것을 올려야 한다. 자기 마음대로 자기 입맛에 맞는 홈페이지를 만들고 나서 대체 환자들은 왜 안 오느냐고 한탄하는 우를 범하지 말자.

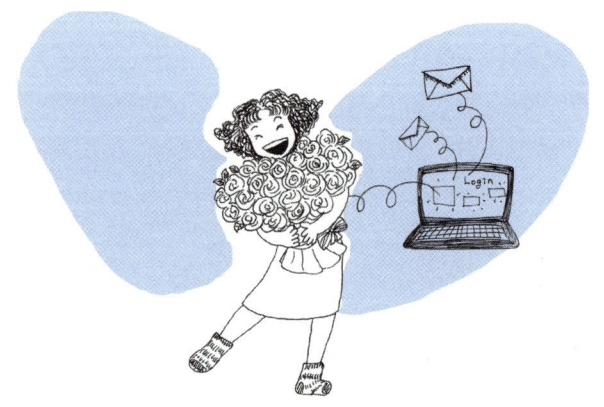

〈환자가 만족하는 홈페이지가 필요하다.〉

8) 누가 봐도 알기 쉬운 내용으로

"홈페이지 내용이요? 업체가 의학 내용을 어떻게 알겠어요. 제가 줘야죠. 그런데 시간도 없고 그 내용을 일일이 다 쓰자니 글을 쓰는 것이 쉽지 않네요." 그렇게 시간만 보내다가 원장은 결국 못쓰겠다고 손을 들거나 환자가 이해하기 어려운 내용만 전달해준다. 그러면 업체가 나머지 부분을 채워야 하는데 업체는 또 의료를 모르기 때문에 환자가 원하는 내용을 쓰지 못한다. 대부분의 업체는 홈페이지에 들어가는 세부 내용은 환자가 원하는 내용으로 쓰지 못한다. 홈페이지 하나도 못 쓰는 업체가 과연 전문 업체일까?

〈건선은 은백색의 비늘로 덮여 있고, 경계가 뚜렷하며 크기가 다양한 붉은색의 구진이나 판을 이루는 발진이 전신의 피부에 반복적으로 발생하는 만성 염증성 피부병으로, 조직학적으로 표피의 증식과 진피의 염증을 특징으로 하며, 인구의 1~2%의 빈도로 나타나는데 피부건조증, 발진, 소양감 작열감 등을 동반한다.〉

구진? 발진? 염증성? 표피? 진피? 증식? 소양감? 작열감?

이건 대체 무슨 말인가? 위의 문장을 완벽하게 이해하는 환자들은 과연 몇이나 될까? 홈페이지에 들어가는 내용은 환자들이 알기 쉽게 써야 한다. 그런데 의사들이 가장 못하는 것 중 하나가 바로 쉽게 쓰는 것이다. 쉬운 말을 배워본 적이 없기 때문이다.

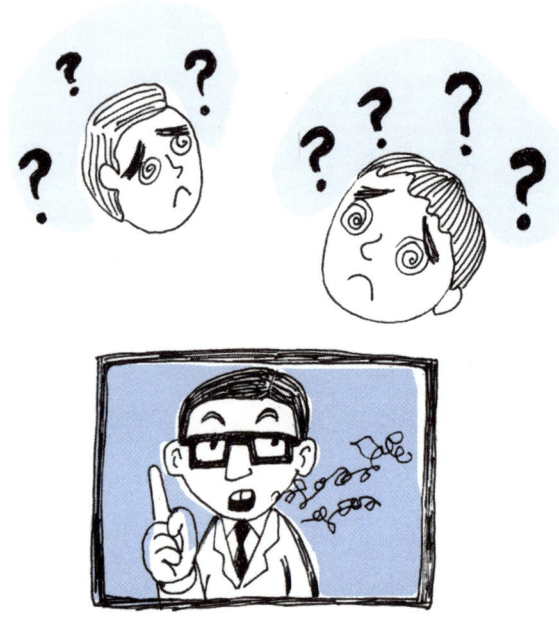

〈환자는 이해할 수 없고 원장만 이해하는 홈페이지를 만들어선 안 된다.〉

"모발이식 환자들이 이식 후에 제일 좋아하는 것이 뭔지 아세요? 후~ 하고 입으로 앞머리를 불었을 때 찰랑 하면서 날아올라가는 앞머리의 센스래요." 이렇게 환자들이 알기도 쉽고 이해하기도 쉽고, 공감할 수 있는 내용을 써야 한다. 왜, 방송은 딱 중학생 수준에 맞춰서 제작해야 한다는 말이 있지 않은가. 홈페이지 설명 또한 마찬가지이다. 중학생들이 읽어도 이해할 수 있는 표현을 써야 환자들도 알아듣는다.

여드름 흉터를 치료하기 위해서 병원을 찾는 환자들은 "레이저의 파장이 1065nm이고 수분 흡수율이 높고 진피가 어쩌고, 표피가 어쩌고" 하는 말들에는 관심이 없다. 내 피부에 무슨 일이 있었기에 보기 싫은 흉터가 생겼고 대체 레이저의 어떤 원리로 내 피부가 좋아지는지 환자는 잘 모른다.

그런데 의사들은 환자의 입장에서 쉬운 표현이 어떤 건지 잘 모른다. 의사 본인의 입장에서는 그런 전문용어들이 정말 쉬운 말이기 때문이다. 의사들은 최대한 쉽게 이야기를 해도 환자가 보기에는 전혀 쉽지 않다. 홈페이지 제작 업체는 환자가 듣고 싶은 내용을 모르기 때문에 잘 쓸 수가 없다.

그래서 요즘은 종종 당혹스러운 일을 경험하게 되는데 내가 관리하지 않는 병원에서도 내가 썼던 표현들을 보게 되는 것이다. 원장의 말을 베끼는 것에서 더 나아가 경쟁 업체에서 만들어낸 표현을 가져다 쓰는 것이다. "원래 있던 말 아닌가요?"는 더 이상 변명이 되지 못한다는 것을 알았으면 좋겠다. 수많은 병원 홈페이지가 계속해서 생겨나는 상황에서 필자가 만든 아이템과 표현을 모방하는 것을 하나하나 찾아다니면서 제재를 가할 생각은 없다. 다만, 최소한의 양심과 자존심은 지켰으면 하는 바람이다.

게다가 요즘은 저작권에 대한 의식도 강해져서 아무 생각 없이 다른 병원 홈페이지의 내용을 동의 받지 않고 사용하다가는 큰일을 겪을 수 있다. 만약에 아무것도 모른 채 업체에서 해주는 대로 게재했다가 적발이라도 되는 날에는 그 홈페이지를 개설한 첫날부터 소급해서 비용을 지불해야 하는 것이니 이 부분도 반드시 챙겨야 한다.

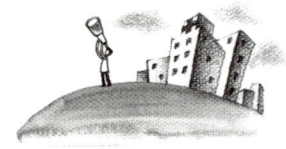

5. 매체마다 마케팅 방식도 다르다

"인터넷에 '점빼기'를 치니까 확 눈에 띄더라고요."
예비 소비자의 눈을 사로잡아라.

1) 매체의 효율적인 활용이 마케팅 성패를 좌우한다

　세상에 없다가 갑자기 나타난 마케팅 기술은 없다. 아니, 가끔 있긴 하다. 인터넷이 없다가 생기고 네이버도 없다가 생긴 것처럼 말이다. 그런데 정말 가끔이다. 이 같은 경우는 극히 드물다. 기존에 활용되고 있는 매체가 바로 병원 마케팅을 펼칠 수 있는 매체가 된다. 병원 광고 또한 하늘에서 뚝 떨어진 새로운 광고가 있는 것은 아니라는 말이다.

광고 매체로는 전광판광고, 지하철광고, 버스광고, 극장광고, 신문광고, 잡지광고, 포털사이트 키워드광고, 배너광고, 라디오광고, 아직 의료법상으로는 불가능하지만 TV광고 등이 있다. 외부에서 할 수 있는 이벤트 프로모션 기획 등이 추가로 있지만 의료법 상 특정인이 아닌 모든 대상에게는 광고행위, 즉 알선행위를 할 수 없기 때문에 병원에서는 불가능하다. 여기에 모바일 광고도 추가됐고 반값 할인하는 소셜커머스 사이트도 있지만 이 또한 의료법 논란으로 복잡하다. 정확하게 이를 규제할 수 있는 법은 현재까지는 없고 그래서 불법은 아니라고 하지만 여전히 문제의 소지를 안고 있기 때문에 광고를 잘 하지 않는 추세이다. 위에서 열거한 방법은 모두 일반적인 광고 형태이다. 의료광고는 의료법적인 제약이 있기 때문에 외부에서 행사, 프로모션을 할 수 있는 것도 아니고 가수가 헬기를 타고 내려와서 삼성역 한복판에서 이벤트를 진행하는 것처럼 할 수 있는 것도 아니다.

마케팅, 광고에 있어서 중요한 것은 새로운 것이 아니라 같은 광고 수단을 어떻게 효율적으로 잘 활용하느냐이다. 같은 문구라도 누가, 어떻게, 어떤 내용을 쓰느냐에 따라서 매출에는 큰 차이가 생긴다. 15초 TV 광고도 마찬가지 아닌가. 모든 광고가 효과가 좋고 매출이 좋은 것은 아니다. 이미지 광고나 티저 광고는 그 자체가 마케팅과 매출 증진보다는 기업의 이미지나 호기심 자극을 목표로 한다. 병원은 이미지 광고를 하는 곳이 아니다. 그러니 광고대상 받을 만한 훌륭한 광고를 만들 필요는 전혀 없다. 환자들이 알고 싶어 하고 요점만 짧게 쓰는 것이 효율을 높이는 것이다.

2) 환자가 자주 보는 곳에 알고 싶은 내용을 알려라

광고를 하려면 공감을 일으켜야 한다. 그리고 적절한 매체를 이용해야 한다. 환자의 연령이나 성별에 따라서 이용하는 매체도 너무 다르기 때문이다. 광고를 하기 위해서는 우선 우리 병원의 입지와 간판이 차를 타고 가면서 보이는 곳에 위치하고 있는지, 우리 병원 주변에 전광판이 있는지, 버스가 다니는지, 지하철역에서 가까운지, 우리 병원의 주요 아이템은 무엇인지 등 모든 것을 고려해야 한다.

우리 병원의 아이템은 최소한 40대 이상 50~60대를 주요 대상으로 하는 기미와 깊은 주름인데 인터넷 광고만 끊임없이 해댄다고 생각해보자. 아무리 감동적인 문구를 사용하고 인터넷 매체도 잘 선정했다고 해도 그 광고를 보고 환자가 병원을 찾아가기는 힘들다. 50대 이상을 대상으로 하는 비뇨기과에서 인터넷 광고를 하면 그 효과가 좋겠는가? 시술 타깃 가운데 과연 얼마나 많은 사람들이 인터넷을 친숙하게 접하고 있겠는가? 중년 이상 노년을 주요 대상으로 하는 경우에는 인터넷 광고에 주력할 필요가 없다. 기본만 해도 된다.

반대로 우리 병원 아이템이 주로 대학생들이 쉽게 할 수 있는 간단한 시술이고 비용도 저렴하다면 어느 매체에 광고를 하는 것이 좋겠는가? 신문이나 잡지에 광고를 하면 환자들이 그 광고를 보고 병원에 찾아오겠는가? 20대 환자, 심지어 부모의 동의를 받고 오는 고등학생 환자도 많은 병원에서 전통적으로 신문광고를 계속 진행하고 있단다. 그러면서 광고는 역시 신문광고가 최고라고 말한다. 도대체 신문광고를 보고 그 병원을 찾는 젊고 어린 환자들이 몇이나 되는지 체크는 해보셨는지 묻고 싶다. 돈 낭비일 뿐이다. 10대와 20대는 인터넷과 모바일이 그들의 주요 활동무대이다.

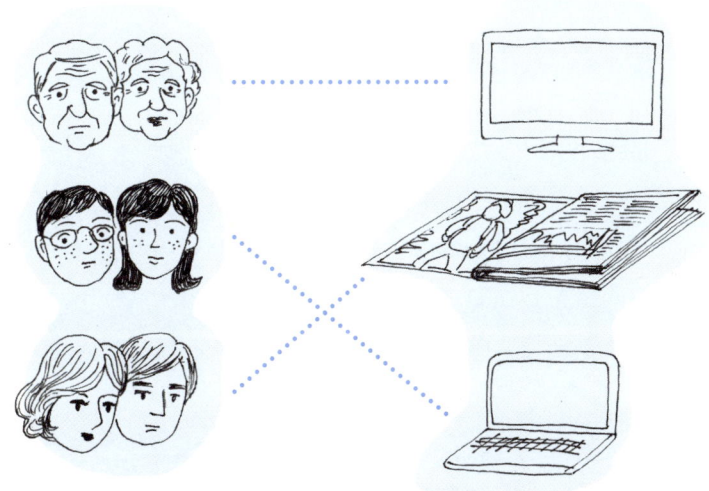

〈광고 대상의 연령대에 어울리는 광고를 해야 효과가 있다.〉

만약에 20대에 맞는 아이템을 선정하고 20대가 많이 접하는 매체를 선택했다고 하자. 그런데 이들에게 전혀 구미가 당기지 않는 문구나 번거로운 절차를 거쳐야 하는 디자인은 당연히 효과가 떨어진다. 예를 들어 20대들이 좋아하는 사각턱 보톡스를 싸게 시술하는 것을 광고하기 위해서 모바일 애플리케이션 배너광고를 선택했다고 하자. 여기까지는 정말 잘했다. 그러면 이제 어떤 내용을 알릴 것인가? 배너의 사이즈를 어떻게 할 것인가? 어디에 내보낼 것인가? '보톡스 잘하는 병원, ○○○병원'이라고 쓰면 효과는 떨어질 수밖에 없다. 환자들이 가장 궁금해 하는 핵심 요소를 넣고 바로 상담할 수 있도록 해야 한다. 이 상담을 바로 매출로 이어지게 한다면 더할 나위 없는 광고가 될 것이다.

3) 매체별 효과적인 광고 방법

단, 의료광고는 일반적 상품광고가 아니기 때문에 심의의 대상이 되며 현실적으로 심의기준과 광고효과 사이에는 다소 충돌이 존재할 수 있다. 따라서 광고의 제작에 있어서는 심의기준을 통과할 수 있으면서도 최대의 광고효과를 거둘 수 있는 방안을 찾는 것이 최대 관건이요 실력이라 할 수 있겠다.

① 인터넷 바이럴 마케팅

바이럴 마케팅은 컴퓨터 바이러스처럼 확산된다고 해서 이름 붙여진 마케팅 방식으로 최근 각광을 받고 널리 통용되는 마케팅 기법 중 하나이다. 다른 표현으로 바이러스 마케팅, 또는 꿀

벌이 윙윙거리는 것처럼 소비자들이 상품에 대해 말한다고 해서 버즈(buzz) 마케팅으로 불리기도 한다. 바이럴 마케팅은 정보 제공자가 아닌 수용자를 중심으로 메시지가 퍼져나간다는 특징이 있다. 블로그나 카페 등을 통해 소비자들에게 자연스럽게 정보를 제공해서 기업의 신뢰도와 인지도를 상승시키고 구매 욕구를 자극시키는 것이다. 일반 광고매체를 통한 마케팅 기법에 비해서 비용이 저렴하고 기존의 채널로는 도달하기 어려운 소비자에게 접근할 수 있다는 장점이 있다. 그러나 여론 형성에 주도적인 역할을 하는 사람을 찾아내서 적극적으로 활용해야 하며 공급을 제한하고 커뮤니티를 잘 활용해야 한다. 또한 일정한 궤도에 오르면 매체광고를 병행해야 그 효과를 높일 수 있다. 하지만 입소문은 부정적인 면도 갖추고 있으므로 만약의 사태에 항상 대비하는 자세가 필요하다.

이외에도 이를 뒷받침해주는 마케팅 이론들은 많다. 마케팅 이론 중 순응적응이론을 보면 갇힌 공간에서 인지부적응이 일어났을 때에는 순응 쪽으로 자신의 태도를 바꾸는 경우가 많은데 인터넷 커뮤니티 같은 닫힌 공간에서 더욱 활성화된다고 한다. 그래서 요즘 들어 신뢰도가 조금 떨어졌다고는 하지만 그래도 여전히 각광받고 있는 방법 중 하나이다.

이 일반적 마케팅 방법 또한 최근 의료분야에서도 꽤 많이 적용하고 있다. 하지만 통용된다고 마구 적용할 수 없는 것이 의료분야인 만큼 운용을 잘해야 한다. 의료분야이기 때문에 제어가 따르는 부분을 염두에 두고 진행해야 한다. 진행할 때는 전문가와의 상의를 통해 해당기관의 기준에 저촉되지 않는 범위 내에서 진행하는 것이 필요하다.

② 인터넷 배너광고

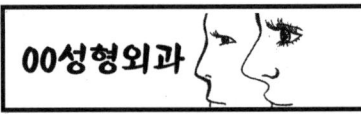

 비용이 많이 들기는 하지만 임팩트 있는 광고 방법이다. 배너의 경우에는 시간당 비용이 책정되는 경우도 있고 롤링되는 구좌당 책정되는 경우도 있는데 시간당, 한 구좌당 1,000만 원 단위를 넘어서기도 한다. 주로 기업이나 게임 회사에서 신제품이나 새로운 게임이 출시됐을 때, 새로운 영화가 개봉할 때 많이 활용한다. 작은 배너광고들도 있지만 메인 배너에 비해서는 아무래도 그 효과는 떨어질 수 있다.

 문제는 이렇게 비싼 돈을 들여야 하는데 평범한 광고를 할 바에는 차라리 하지 않는 것이 더 낫다는 것이다. '비만 잘하는 병원'이라는 문구를 보고 과연 몇 명이나 그 배너를 클릭하겠는가? 돈을 많이 쓰는 만큼 보는 이들의 재미를 이끌어낼 수 있게 만들어야 한다. '비만'이라는 아이템 중에서도 시술이면 시술, 기계면 기계 하나만 선정해서 관심을 끌 수 있도록 만들어야 한다. 그런 세부 내용에서 차이가 나니까 어떤 사람은 인터넷 배너광고를 했는데 돈만 쓰고 효과는 없더라는 말을 하고, 또 누군가는 배너만한 것이 없다는 말을 하는 것이다.

 또한, 시간이나 롤링 구좌를 선택할 때에도 판단을 잘해야 한다. 기왕에 집행하는 광고비를 최소한 의미 있게 집행해야 하지 않겠는가? 비용이 좀 싸다고 해서 내가 타깃으로 하는 사람들이 잘 들어오지 않는 시간대에나 사이트에 배너를 아무리 굴려봐야 효과를 볼 수 없다.

③ 인터넷 키워드광고

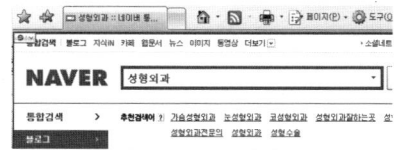

말 그대로 키워드 단어들을 광고하는 것이다. '비만'이라는 단어를 누르면 링크시켜놓은 사이트로 옮겨진다. 여기에는 약 30여 자의 문구를 쓸 수 있다. 2012년 8월 5일 이후에는 여기에도 심의가 생겨서 심의를 받아야 하는데 비용 등의 문구는 쓸 수 없다. 또한, 내가 비만을 한다고 해서 '비만'이라는 키워드만 잡으면 안 된다. 비만과 연관되어 효과를 줄 수 있는 단어들을 놓치면 안 된다는 말이다.

예를 들어 방배동에서 비뇨기과를 운영하고 있다면 '방배동 비뇨기과'부터 시작해서 인근 지역과 차트에서 발견되는 공통되는 단어들을 찾아서 공략해야 한다. 그래서 다양한 지역과 관심사를 가진 사람들 가운데 단 한 명이라도 유의미한 고객이 있을 수 있다면 그들에게 나를 한 번이라도 더 노출시켜야 한다. 그런데 가만히 보면 의미 없는 단어들을 올리거나 비용만 낭비하면서 치열한 키워드에만 올리는 등 비효율적으로 비용을 쓰는 경우도 많다.

④ 버스광고

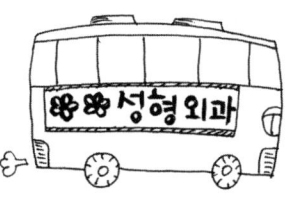

버스광고는 버스 내에서 흘러나오는 안내멘트, 버스 내의 게시물, 버스 외관의 부착물 등이 있다. 버스에도 마을버스가 있고 일반버스가 있다. 원래는 심의가 없었는데 8월 5일부터 이동물에 대한 심의가 생겼다. 외관 부착물의 경우에는 지나가는 버스에서 보는 것이기 때문에 작은 글씨를 많이 넣으면 사람들이 그 내용을 인식할 수 없어서 실패이다. 눈에 띄는 문구나 이미지를 하나만 넣거나 자세한 정보보다는 흥미와 궁금증을 유발하는 광고 등이 효과적이다. 버스광고를 할 때에는 노선도 잘 선택해야 한다. 물론 치열한 노선들은 광고 스케줄이 이미 꽉 차 있을 테지만 말이다. 그리고 마을버스만 할 것인지 일반버스만 할 것인지 이들의 조화는 어떻게 이룰 것인지도 잘 선택해야 한다.

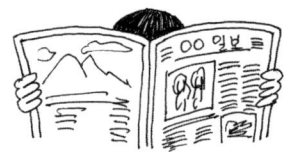

⑤ 신문광고

이른바 조, 중, 동 신문을 할 것인지 그 이외의 신문에 광고할 것인지를 잘 선택해야 한다. 최근에는 종이신문을 보는 사람들이 많이 줄어서 주로 인터넷 신문을 이용하는 경우가 많다. 일반신문에 나간다면 전체 지면을 통째로 나갈 것인지 아니면 크기는 어느 정도로 할 것인지 결정해야 한다. 종이신문의 매체력이 많이 떨어졌다고 해도 한의원이나 두통, 비뇨기과, 모발 등 남성, 장년층들이 많이 보는 질환은 아직까지도 신문광고를 이용하려는 경향이 있다.

⑥ 잡지광고

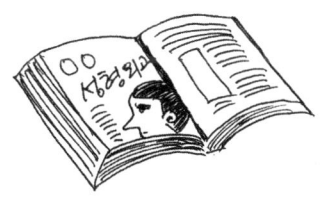

아이템에 따라서 멤버십 잡지에 광고할 것인지, 아니면 주부지에 할 것인지 패션지에 할 것인지 결정해야 한다. 그리고 왼쪽 페이지와 오른쪽 페이지 중 어떤 것이 좋을지 좌수, 우수 택하는 문제도 중요하다. 왼쪽으로 책을 넘긴다면 오른쪽이 당연히 눈에 먼저 들어올 것이다. 내 아이템이 고급 시술이라면 멤버십지가 효율적이겠지만 20대 여성들에게 어필하는 시술이라면 패션지가 좋을 것이다.

잡지는 광고 한 번 해서 바로 효과가 나지는 않는다. 보통 6개월 이상 꾸준히 했을 때 서서히 반응이 오기 시작한다. 인터넷처럼 바로 들어오는 피드백은 없지만 인터넷을 어느 정도 장악했다면 온-오프라인을 모두 하는 것이 좋은데 잡지도 그중 하나로 선택할 수 있다. 잡지는 주로 여성들이 많이 보기 때문에 여성에 관한 시술들이 주를 이룬다. 대부분 시술 전후 사진을 넣고 일반적인 설명 멘트를 첨부하는데 적절한 읽을거리와 이미지를 남다르게 배치한다면 한 번 광고하더라도 분명한 효과의 차이를 느낄 것이다.

⑦ **극장광고**

　영화 상영 전에 일반 제품광고처럼 할 수 있다. 주로 대형 영화 체인을 정하는 형태로 해서 특정관을 지정할 수도 있다. 극장은 주로 젊은 층이 많이 찾기 때문에 이들을 공략하는 데 효과적이다. 영상을 집중력 있게 보여줄 수 있기 때문에 확실한 이미지를 각인시킬 수 있다.

⑧ **전광판광고**

　강남역이나 신사역, 종각역 등 주요 거점에 보면 대형 전광판이 있다. 상습 정체구역인 지역에서는 저절로 전광판으로 눈이 간다. 집중도가 높다는 말이다. 구청에서 담당하는 작은 전광판도 있지만 그것은 접수하고 선정되는 절차를 거쳐야 하기 때문에 선정되지 못하면 결국 전광판광고를 할 수 없다는 단점이 있다. 전광판광고는 현재 진행하고 있는 아이템을 명료하게 표현하는 것이 좋다. 간결한 형태로 눈에 잘 띄도록 하는 것이 좋고 아이템에 따라서 전광판광고 운영 지역을 설정하는 것이 좋다.

⑨ **모바일광고**

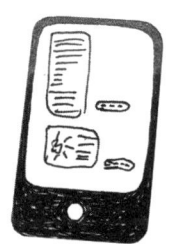

 모바일 애플리케이션에 배너광고가 나가는 것도 있고 인터넷 기사로 나가는 것도 있다. 주로 20대 초반에 어필할 수 있는 아이템에 강한 경향이 있다. 단 모바일은 꾸준히 똑같은 것을 하는 것은 식상할 수 있으니 시의적절하게 바꿔주는 것이 효율적이다.

구환을 충성고객으로

- 로컬병원의 경쟁력은 고객 서비스
- VIP관리는 더욱 특별하게!
- 원장이 병원의 얼굴이다
- 내부 실장, 라뽀
- 잘된 이벤트는 병원의 효자 상품

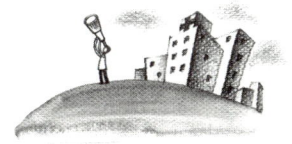

II. 구환을 충성고객으로

1. 로컬병원의 경쟁력은 고객 서비스

"이 병원만 오면 대접받는 느낌이 들어서 자꾸 오게 되요."
서비스도 경쟁력이다!

1) 로컬병원의 환자는 환자가 아니다

로컬병원은 기업이다. 그것도 소비자가 알아서 찾아가고 알아서 소비하는 대기업이 아니라 고객들이 찾아오도록 읍소해야 하는 가게와 비슷하다. 다만 질 좋고 수준 높아서 아무나 할 수 없는 가게일 뿐이다. 어찌되었든 가게는 가게이다. 가게의 운영에 있어서 제일 중요한 것은 고객이다. 고객이 왕이라는 말이다. 그러니 고객 서비스는 시술 실력 다음의, 아니 어쩌면 실력 그 이상의 경쟁력이 될 수 있다.

　친절해야 하는 것은 당연하다. 건물 청소 인력부터 실장, 원장 모두가 고객님께 친절해야 한다. 의사라는 권위의식 때문에, 개인적인 일 때문에 환자에게 짜증이라도 내는 일은 없어야 한다. 전화나 응대를 상냥하게 하면 처음에는 별 다른 관심이 없다가도 계속 이야기를 하게 되고 결국 결제까지 하게 되는 경우도 있다. 그런데 대부분의 원장들은 아직도 권위의식을 버리지 못했고 실장이나 직원들은 자기의 기분에 따라서 움직이는 경우가 많다.

2) 작은 것부터 시작하자

　서비스는 거창한 것이 아니다. 작은 것에서 판가름 날 수 있다.

　예를 들어보자. 병원 데스크에 직원 2~3명이 있고 그 바로 옆에는 환자 대기 소파가 있다. 전화가 한 통 걸려온다. "무슨 시술이라고요? 아 ○○○님. △△△ 시술 받으신다고요?" 목소리가 너무 커서 전화 온 환자의 신상 정보를 대기하는 고객들이 모두 알아들을 정도라면 이들은 무슨 생각을 하겠는가? '아, 이 병원에서는 내 비밀도 보호받지 못하겠구나'라는 생각을 할 수밖에 없다. 비뇨기과나 산부인과는 말할 것도 없고 피부과나 성형외과 또한 예뻐지면 예뻐진 대로 성형해서 예뻐졌다는 것을 알리고 싶은 환자들은 없을 것이다. 그런데 이곳에서는 내 신상도 그렇게 까발려질 것이라는 생각에 결코 다시 오고 싶지는 않다.

환자가 많지 않을 때 가장 많이 범하는 실수는 직원들끼리의 잡담이다. 데스크의 돌아가는 의자에 앉아서 의자를 빙빙 돌리면서 원장욕, 환자욕, 병원욕을 해댄다. 욕이 아니더라도 직원들끼리 잡담을 하고 있으면 신뢰성이 떨어질 수밖에 없다. 게다가 그 내용이 다른 사람을 험담하는 내용이나 빠져나가서는 안 되는 내용일 경우에는 더욱 그렇다.

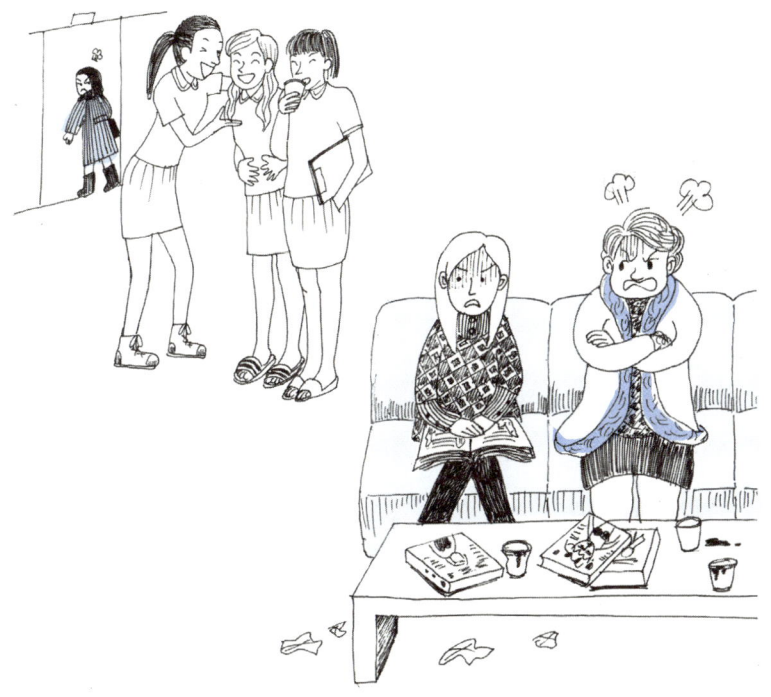

〈마케팅으로 환자를 모을 수는 있지만 고객에 대한 배려가 부족하면 재방문 확률은 낮아진다.〉

여기에 휴대폰을 보고 있거나 게임하고 있어도 절대로 안 된다. 데스크의 전화는 조용히 앉아서 받아야 하고, 환자가 들어오면 벌떡 일어나서 90°로 인사해야 한다. 환자에게 무엇을 이야기해야 할 때에는 데스크로 부르는 것이 아니라 직원이 직접 다가가서 이야기해야 한다. 환자가 앉아 있다면 무릎을 굽혀서 환자와 눈높이를 맞추고 최대한 작은 목소리로 환자 본인에게만 들리게 이야기해야 한다. 그 내용이 어떤 것이라도 말이다. 나갈 때에는 문 앞까지 따라 나가서 엘리베이터 버튼을 눌러주고 닫힐 때까지 인사한다. 아까 인사한 환자와 눈이 마주쳤는데 다시 인사하기 애매한 상황이라면 눈웃음이라도 밝게 지어줘야 한다. 대기 시간이 길어질 경우에는 즉시 사과하고 조치를 취해주거나 차를 타주는 등의 혜택을 줘서 기분 나빠하지 않도록 해야 한다. 시술을 위해서 탈의를 해야 할 경우에는 "저쪽으로 가세요"라고 손짓으로 가르쳐주지 말고 그곳까지 안내해줘야 한다.

잘 되는 병원은 들어가면서부터 알 수 있다. 이런 작은 배려가 지켜지고 있는 병원이 마케팅을 하면 더 잘 된다. 안 되는 병원은 큰 게 부족해서 안 되는 것이 아니다. 그런데 이런 것 하나가 부족하면 두 배로 안 된다. 마케팅을 해도 효과가 좋을 수 없다. 마케팅으로 인해 환자가 한 번은 올 수 있지만 다시는 오지 않는다. 그러니 계속 마케팅을 해서 신환만 모으게 된다. 신환만으로는 오래 버틸 수 없다. 특히 경기가 좋지 않거나 전염병 출몰 등의 위험 요소가 찾아왔을 때 잘 되는 병원은 그럭저럭 버틸 수는 있지만 안 되는 병원은 곧바로 아사하고 만다. 왜냐고? 평소에 못했기 때문이다. 잘 되는 병원은 직원과 원장의 사이도 좋은 반면 안 되는 병원은 직원들부터가 자기 지인을 병원에 데려오지 않는다.

3) 나만의 서비스 스타일을 찾자

원장과 실장, 코디네이터, 간호사는 당연히 말할 것도 없고 병원에 들어가면서 가장 먼저 만나는 발레파킹 직원, 지나가다가 마주치는 청소 인력을 비롯해서 1층에 있는 돌부리 하나까지 모두 서비스에 해당된다. 단순히 친절한 것만 서비스는 아니다.

병원의 서비스도 그 형태가 가지각색이다. 호텔 같은 서비스도 좋다. 반면에 시골 아저씨처럼 투박하지만 순박한 서비스도 좋다. 카리스마 있게 "걱정마세요. 저만 믿어요. 다 잘 될 거에요"라는 것도 좋다. 별 말 없이 등을 두드려주는 서비스도 좋다. 직원들 대부분이 여성인 병원에서 옆집 언니 같은 친절함도 좋고 애교 많은 동생 같은 친절함도 좋다.

모두가 똑같은 서비스를 할 필요는 없다. 하지만 서비스는 반드시 해야 한다. 그리고 기왕이면 내가 제일 잘할 수 있는 서비스를 하는 것이 좋다.

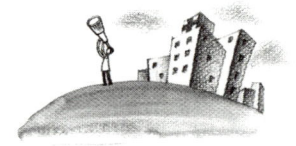

2. VIP관리는 더욱 특별하게!

"때가 되면 알아서 챙겨주는데 어떻게 다른 병원을 가요."
단골 고객이 바로 VIP!

1) 우리 병원의 VIP는 누구인가

VIP는 알다시피 충성고객을 말한다.

과거에는 삼성 휴대폰을 팔고, LG 냉장고를 팔기 위해 마케팅을 했다고 한다. 그런데 지금은 집 안의 모든 전자제품을 삼성이나 LG의 제품으로 채우는, 즉 충성고객을 만들기 위한 마케팅을 펼친다고 한다.

병원도 마찬가지이다. 신환으로 왔으면 거기에서 끝이 아니라 한 번 더 와서 구환이 되고 비슷한 문제가 생길 때마다 꼭 우리 병원에 오는 충성고객으로 만들어야 한다. 여기에서 더 나아가 본인은 물론 남편을 데려오고, 자식을 데려오고, 친척과 친구를 데려올 수 있도록 해야 한다. 고가의 시술을 한 사람이 충성고객이 될 수도 있고 작더라도 계속 시술을 받는 사람이 충성고객이 될 수도 있다. 본인은 시술하지 않더라도 주변 사람들에게 좋게 이야기해주는 사람이 충성고객이 될 수도 있다. 이 밖에 우리 병원에 환자를 많이 소개해준 사람, 파워블로거나 입소문을 잘 퍼뜨리는 오피니언 리더 등만 잘 관리해도 신환을 구환으로, 이들을 다시 충성고객으로 만들 수 있으며 이들에 대한 관리만 잘해도 따로 광고를 하지 않아도 된다.

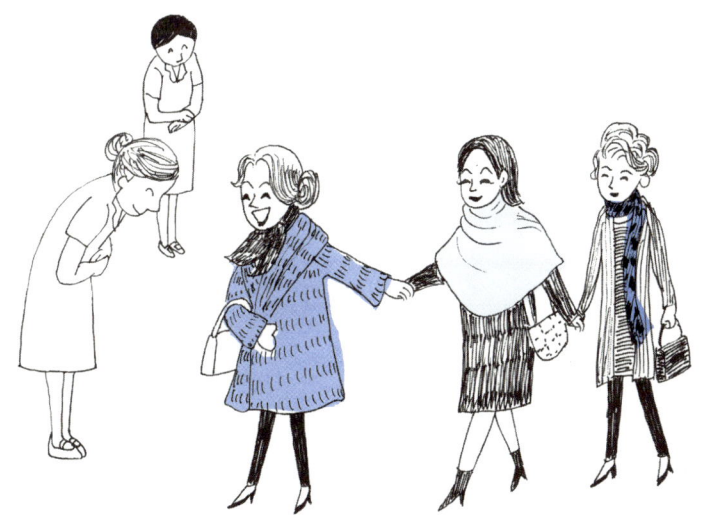

〈한번 내원한 사람만 잘 관리해도 신환을 구환으로, 다시 충성고객으로 만들 수 있다.〉

2) 충성고객은 특별관리 대상이다

이런 충성고객을 늘릴 수 있는 방법은 그들을 알아봐주는 것이다. 대우해줘야 한다는 말이다. 백화점에도 S고객, VIP, VVIP 등 고객 등급이 있고 그에 따른 마케팅 방법이나 DM발송, 이벤트, 선물 등이 다르게 진행된다. 백화점에서 일정 금액 이상을 구매하면 제일 먼저 무료주차 스티커를 발부해준다. 고객님은 주차장 들어오실 때부터 VIP시란다. 차 앞에 붙여서 다른 곳에서도 우리 백화점 VIP라는 것을 강조하게 만들어준다. 으쓱하게 만들어주고 편하게 쇼핑하도록 편의를 제공하면 이들은 백화점을 더 자주 찾고 더 많이 구매하게 된다. 여기에서 더 구매하면 VIP만 이용할 수 있는 라운지 출입 권한을 주고 발레파킹을 해준다. 이렇게 백화점을 방문했을 때에는 제일 먼저 알아봐주고 몸으로 느낄 수 있는 VIP 혜택을 주고 명절이면 선물이나 할인권을 보내온다. VIP를 대접해주는 것이다.

이처럼 VIP 관리는 알아봐주고 특별히 대접해주는 것이다.

아는 병원이 잘하는 병원이라는 말도 있지 않은가. 백화점이나 음식점도 자주 가면 나를 알아봐주는데 의사도 나만 아는 것처럼 대우를 해준다, 친구를 소개해줬더니 내 소개이기 때문에 특별히 챙겨줬단다. 이런 특급 서비스가 어디에 있겠는가. 관련법이 허용하는 범위 내에서 구환에게 어떠한 부가서비스를 제공할 것인지를 끊임없이 고민하고 베풀면 그 구환은 충성고객이 된다.

고객을 알아봐주고 다른 환자와 달리 나만 잘 대해주는 것 같은 느낌을 주는 것, 이런 것이 VIP 관리이다. 물론 모든 환자들에게 이런 특급 서비스를 한다면 더욱 좋을 것이다. 그 모든 환자들은 모두 자기한테만 해주는 특별 서비스인 줄 알 테니까 말이다. 모든 신환을 이렇게 관리하면 병원이 안 되려야 안 될 수 없다.

3) VIP를 특별한 사람으로 만들어라

안타깝게도 VIP가 없는 병원들이 많다. 그 말은 계속 신환만으로 병원을 꾸려나가고 있거나 구환이 있다고 해도 '자주 오는구나'로 끝난다는 말이다. 구환을 따로 구분하고 관리하지 않는다. 관리한다고 해도 그들에게 제공하는 부가서비스가 형식적이거나 쓸모없는 경우가 많다.

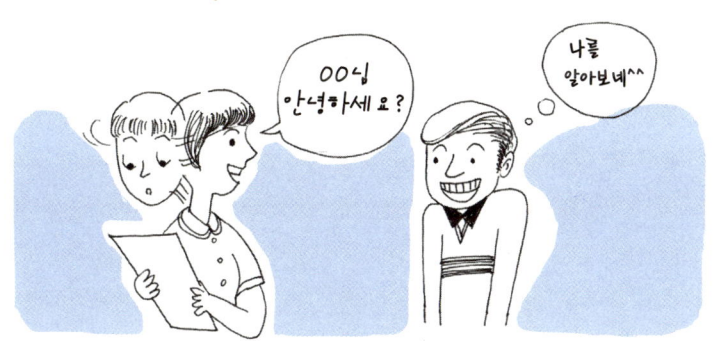

〈VIP 관리의 기본은 '알아봐주는 것'〉

앞서 VIP 관리의 기본은 알아봐주는 것이라고 했다.

가장 좋은 것은 원장이나 직원이 모든 환자를 알아봐주는 것이지만 현실적으로 쉽지 않으니 차트에 섬세하게 기록하고 다음번에 알아봐줘야 한다. 목감기로 왔던 환자가 다시 찾아오면 "어머, 어떡해요. 재발이 잘 되시나 보네요"라고 아는 체 해준다. 차트에 학원강사라고 적혀 있다면 "아무래도 직업 때문에 목을 혹사할 수밖에 없는데요. 이런 차를 자주 마시면 좋아요"라면서 따뜻한 차라도 한잔 내준다면 환자들이 느끼는 감동은 그 이상이다. 환자가 본인의 이야기를 하기 전에 먼저 말한다면 '어머, 나를 기억하네'라고 으쓱하게 된다. 여드름으로 왔던 환자가 모공 때문에 다시 찾아왔다면 "여드름이 나으면 원래 모공이 넓어져요. 그래도 여드름은 다 들어가셔서 다행이에요" 하면서 모공 치료를 해주고 다음에는 색소 침착이 올 수도 있다는 것을 알려줘보자. 여드름이 있었던 민감성 피부여서 다른 환자와 달리 이런저런 처치를 더 했다고 말해보자. 자칫 그냥 지나칠 수 있는 작은 것을 알아봐주면 더욱 좋다. 스카프를 하고 왔다면 스카프가 너무 예쁘다는 말 한마디 더 건네보자. 여기에 "그런데 자주 하시면 예전에 났던 여드름이 재발할 수 있으니 조심하세요"라는 말을 덧붙이는 등 디테일하면서도 섬세한 배려를 해주면 환자들은 내가 여기에서 특별한 관심을 받고 있다는 생각을 갖게 된다. 다음번에 실제로 원장이 예언(?)한 색소 침착이 왔을 때에는 당연히 이 병원을 찾아오지 않겠는가?

그런 자세한 정보를 알 수 없다면 최소 '두 번째 방문이지만 우리는 당신을 기억하고 있어요'라는 느낌을 전달할 수 있게 반갑게 맞아주고 기억해줘야 한다. 만약에 그 환자의 소개로 왔을 때에는 더욱 진지하고 심각하게 알아봐줘야 한다. 소개로 보냈는데 내가 누군지 모른다거나 별다른 반응 없이 일반 병원과 같은 대우를 해주거나 더 나아가서 심지어 잘 못해줬다면 그 환자 2명만 떨어져 나가는 것이 아니다. 좋은 인상을 가진 고객은 평균 3명에게 알리고 나쁜 인상을 가진 고객은 평균 9명 이상의 고객을 떨어뜨린다는 것을 반드시 기억하자.

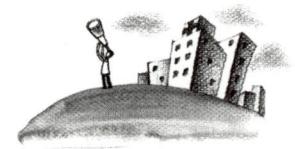

3. 원장이 병원의 얼굴이다

"○○○원장님이라면 뭘 해도 믿을 수 있어!"
원장만 변해도 병원은 살아난다.

1) 병원 최고의 경쟁력은 의사인 바로 당신이다

아무리 직원과 원장이 친절하고 시설이 좋아도 원장이 실력이 없으면 그 병원은 한계가 있다. 의사는 뭐니 뭐니 해도 실력이다. 그리고 실력을 기본으로 한 친절함이다. 실력이 아무리 좋아도 원장이 퉁명스럽고 날 알아봐주지 않거나 오래 기다리게 하면 환자들은 당연히 다른 병원으로 발길을 돌린다. 그 병원 아니면 고치지 못하는 시술이 아닌 이상 말이다.

우리는 어떤 새로운 유혹이 와도 흔들리지 않는 충성고객을 얻어내는 것이 목표이다. 병원 규모가 커지면서 본래의 원장은 더 이상 진료를 보지 않으려고 한다. 돈을 좀 벌면 다른 사업을 하려고 하거나 경영이나 다른 쪽에 눈을 돌리고 페이 닥터들을 불러서 병원 규모만 크게 키우려고 하는 경우들이 많다. 방송 출연 등에 신경 쓰느라고 진료는 뒷전이다. 그런데 안타깝게도 그렇게 해서 끝까지 성공한 경우를 보지 못했다.

한 병원이 점점 잘 되기 시작하더니 끝없이 성장하고 건물도 몇 개씩 지어나갔다. 그리고 다른 병원은 그것에는 미치지 못했지만 대표 원장이 꾸준히 시술을 했다. 지금은 어떻게 되었을까? 전자의 병원은 결국 문을 닫았고 후자의 원장은 여전히 건재하다. 아무리 병원이 성장해도 대표 원장의 실력과 서비스가 가장 좋아야 한다. 의사는 본분인 진료를 봐야 한다. 의사 본인이 실력이 있어야 하고, 본인이 병원에 집중해야 한다. 매일, 모든 환자는 아니더라도 원장 본인은 최소한 병원을 지키고 있어야 한다.

2) 원장이 잘해야 병원이 산다

시설과 서비스, 장비와 마케팅 다 잘해야 하지만 그것이 힘들다면 최소한 원장만 잘하면 된다. 시술을 잘하거나 유명해지거나 원장만 잘하면 된다. 시스템이 아무리 좋아도 원장의 마인드가 바뀌지 않고 원장의 성격이 괴팍해서 병원이 성장하지 못하는 경우가 많다. 특히, 나이 지긋하신 옛날 원장들 중에 그런 경우가 많다.

1%의 내 태도를 바꾸면 99%의 세상이 바뀐다고 하지 않던가.

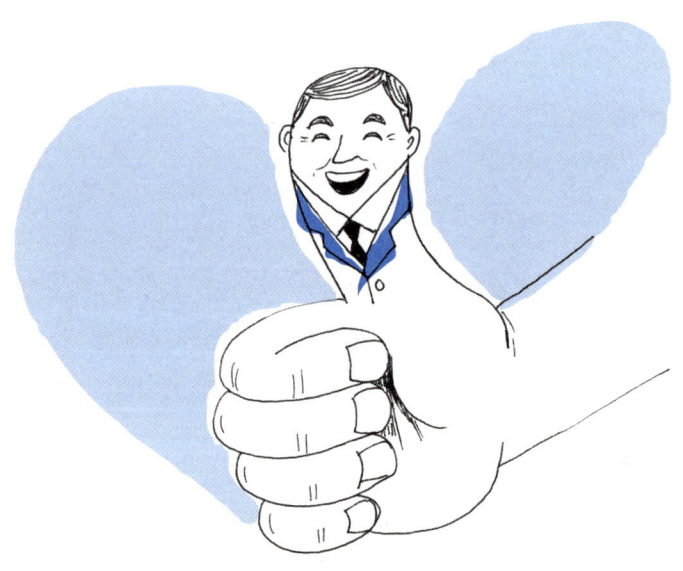

〈원장의 중요성〉

수도권에 있는 A원장.

처음 미팅을 갔을 때의 느낌은 병원 분위기가 좀 스산하다는 것이었다. 원장은 무표정한 외모였고 말투나 행동이 꼼꼼하고 경직된 모습이 처음에는 좀 당황스러웠다. 아이템을 잡으려고 시술 결과를 물어보니 원장은 다 잘한다고 했지만 직원들은 그 반대라고 했다. 대표 원장 외에 다른 원장들이나 직원의 말, 환자들의 실제 반응은 다른 경우가 많기 때문에 철저한 컨설팅을 위해서는 가능한 한 여러 상황을 잘 파악해야 한다.

그래서 아주 간단한 아이템을 잡아줬다. 물론 늘 그렇듯 간단하지만 틈새시장을 공략할 수 있는 무언가를 첨가하여 효과를 높인 아이템을 만들어주었고 원장은 열심히 따라주었다. 그리고 지금, 그 원장은 해당 아이템의 달인이 되어서 다른 시술에도 자신감을 보이며 많은 충성고객들에게 큰 호응을 얻고 있다. 필자를 당황하게 했던 꼼꼼함은 환자들에게 신뢰를 주었고 조언에 따라서 구환관리, VIP관리, 이벤트 등을 하나하나 차근차근 따라오다보니 월 5,000만 원도 안 되던 매출이 지금은 월 평균 몇 배를 웃돌고 있다.

광고비도 많이 쓰고 직원들도 많고 장비는 그보다 더 많은 원장이 있다. 그런데 아무리 신환을 많이 몰아주면 뭐하겠는가. '나 원장이야' 하는 권위의식을 버리지 못하고 있는데……. 아무리 컨설팅을 해줘도 "알았어. 알았어" 하면서도 안 고쳐진다. 이런 병원은 마케팅 초기에는 반짝 성과를 낼 수 있지만 결국 원장이 고쳐지지 않는 한 괜찮은 직원들마저 빠져나가고 병원은 잘 될 수가 없다.

시설이 좋지 않은 상가 건물에 조금 큰 규모의 병원을 운영하고 있는 원장이 있다. 세련된 느낌을 주지는 않지만 사람 좋은 외모의 소유자이다. 그래서인지 일단 환자가 한번 방문하면 다시 간다. 처음에 찾아가기가 어렵지, 일단 한번 간 환자들은 어김없이 다시 찾아간다. 물론 그 원장이라고 시술을 다 잘하겠는가? 컴플레인이 전혀 없겠는가? 보드와 관계없이 정성스럽게 치료하고 진지하게 대해준다. 그런 원장에게 효율적인 병원 시스템을 알려주고 생전 해본 적 없는 광고에 합법적 이벤트, 홈페이지도 바꿔주니 환자가 점점 늘고 있다. 심지어 병원 운영이 좀 어려울 때에는 직원들이 먼저 나서서 적극적으로 일을 한다. 이렇게 제0의 고객의 마음을 사로잡은 원장은 잘 될 수밖에 없다.

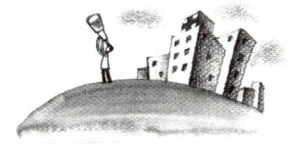

4. 내부 실장, 라뽀

"실장 언니가 권하는 시술은 왠지 믿음이 가요."
환자를 친구로 만들어라.

1) 원장만큼이나 중요한 실장

병원에서 원장보다 환자를 먼저 만나는 사람은 실장이다. 그렇기 때문에 실장은 병원의 얼굴이 되고 환자는 실장을 보고 병원에 대한 첫인상을 갖는 경우가 많다.

요즘은 원장이 돈 이야기를 하지 않는다. 특히 큰 병원의 경우에는 실장이 처음부터 끝까지 환자와 이야기를 끝내 놓으면 원장이 마지막에 확인하고 시술에만 힘쓰는 경우가 많다. 그만큼 환자의 내원과 티케팅에 있어서 실장의 역할이 중요해졌다는 뜻이다.

 2명의 원장이 운영하는 병원이 있는데 환자가 너무 많다. 지방에서 개원했다가 여러 개 지점을 내고 일정한 고객을 끊임없이 유입하면서 운영이 잘 되는 병원이 있다. 잘 되는 원인을 알아본 결과 그 병원에 유능한 실장이 큰 역할을 하고 있음을 알 수 있었다. 병원의 실장은 일단 전화가 오면 끊지 않고 친구를 만든다. 자신뿐 아니라 직원들 관리도 철저히 하여 효율성을 극대화하고 있었다. 친구가 권하는 시술과 병원 실장이 권하는 시술 가운데 어떤 것이 더욱 믿음이 가는가? 누가 더 나를 위해 진정 필요한 시술을 권하는 것 같은가?

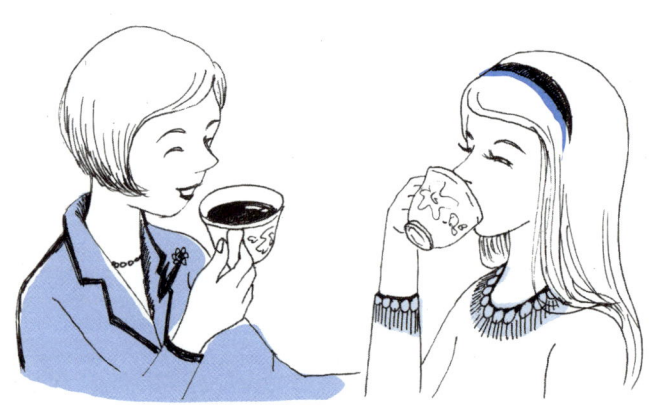

〈실장은 상담 고객의 친구가 되어야 한다.〉

상담을 위해 전화를 했을 때에도 어떤 병원은 일단 친구가 된다. 무조건 친구를 만들어서 내원시키고 내원하면 시술을 권한다. 친구가 권하는 것이니까 왠지 돈 때문이 아니라는 믿음이 생긴다. 또한 수술장에 들어갈 때에도 손을 꼭 잡아주고 베드 위에 누워 있을 때에는 떨리는 마음을 위로해주면서 자리를 지켜준다. 마취에서 깨어났을 때에도 친구 같은 실장이 지켜봐주면서 챙겨주면 수술 후의 고통과 불안도 잊을 수 있다.

2) 실장의 실력은 상담에서 비롯된다

예전에 돈을 많이 벌어서 외국으로 진출한 유명 대형 헬스 센터가 있다. 그곳의 특징은 일단 전화가 오면 상대방이 전화를 먼저 끊지 않게 만들고 일단 방문하게 한다. 최소한 전화한 사람의 전화번호라도 알아낸다.

"거기 뭐 하나요? 얼만가요?"
"네. 합니다. 얼마입니다."

뚜뚜뚜. 전화는 금방 끊어진다.

"네, 어떤 증세가 있으신가요? 아, 그건 이런 이유일 수도 있고, 저런 증상일 수도 있어요. 비용은 얼마부터 시작하기는 하는데 환자분마다 다르시거든요. 저희 원장님이 예약이 꽉 차 있는데 화요일 오후에만 시간이 비시네요. 그때 오시면 안 기다리고 진료 보실 수 있는데 4시쯤 괜찮으신가요?"

우리 병원은 어떤가?

어떤 병원은 고가의 시술임에도 불구하고 전화의 80%를 내원 시키고 내원 환자의 70% 이상은 티케팅을 한다고 한다. 내원율이 떨어지는 코디네이터는 전화를 받지 말도록 하고 다른 일을 시킨다. 아무리 광고를 많이 해서 전화가 많이 오고 상담이 많으면 뭐하겠는가? 내원이 없고 티케팅이 없으면 아무것도 아닌데 말이다.

그렇다고 너무 많은 이야기를 해도 짜증을 불러일으킬 수 있다. 예를 들어 가방을 사러갔다고 해보자. 손님이 마음에 드는 가방을 발견했는데 자꾸만 다른 비싼 가방을 권유하면 그 가방을 사겠는가? 처음에 골랐던 가방도 사지 않고 그냥 나온다. 고객의 마음이 움직인 쪽으로 선택할 수 있도록 해야 한다. 고르지 못하고 있을 때에는 두세 개 정도로 축약해서 장단을 비교하게 해야 한다. 마음 같아서는 매장에 있는 모든 물건을 다 팔고 싶겠지만 그럴 수 없는 현실 속에서 가능한 것을 집중 부각시켜야 한다.

병원도 마찬가지이다. 일단 전화가 오면 얘기하는 증상과 나이를 바탕으로 관심 있는 것을 파악해서 두세 개 정도의 가능성을 말하고 그중에서 가장 저렴한 시술부터 이야기해줘야 한다. 그리고 '예스'와 '노'의 대답이 나오는 질문을 하면 안 된다.

"와인을 하시겠습니까?"
"어떤 와인을 하시겠습니까?"

이 두 가지 중 어떤 질문이 와인을 마실 확률이 높겠는가?

"와인 하시겠습니까?"라는 질문에는 먹을 사람만 '예'라고 한다. "어떤 와인을 하시겠습니까?"라는 질문에는 정 먹기 싫은 사람만 '노'라고 답을 한다.

3) 실장은 중요하다.
그러나 병원의 전부가 되어서는 안 된다

말 한마디에 환자가 왔다 갔다 할 수 있는 것이 바로 실장의 힘이고 실력이다. 그런데 원장들 중에는 단순히 예약 잡고 차트 정리하는 사람 정도로만 생각하는 등 실장의 위치와 역할을 제대로 인식하지 못하고 있는 경우가 많다. 그리고 실장 본인들 중에서도 자신의 역할을 제대로 알고 행하지 못하는 경우도 꽤 있다.

실장은 말 그대로 실장이다. 직원들 관리도 해야 하고 컴플레인 처리도 해야 한다. 상담도 하고 티케팅도 해야 한다. 그뿐인가. 손이 모자라면 수술방에도 들어가야 한다. 물론 AN이나 RN자격증이 있는 경우에 말이다. 세무 관련 내용도 정리를 잘해야 하는 등 병원의 내외부 일을 모두 할 줄 알아야 한다.

괜찮은 실장 한 명만 있으면 원장은 다른 것 신경 쓰지 않고 시술만 하면 된다. 괜찮은 사람을 뽑아야 하고 믿을 만한 사람을 뽑았으면 믿어야 한다. 믿고 잘했으면 그에 상응하는 대가를

줘야 한다. 그런데 실장이라는 직함을 달아놓고서 직원들 앞에서 마음에 들지 않는 부분을 지적하면서 무안을 준다거나 매출에 크게 기여했음에도 불구하고 보상은 아예 없거나 있어도 아주 작은 경우가 많다. 최근에는 인센티브 형식으로 일하는 실장도 많지만 그것이 아니라 하더라도 병원에 기여하는 사람은 그만큼의 대우를 해줘야 한다.

잘하는 실장은 신이 내린다는 말도 있다. 과거에는 잘하는 실장에게 원장들이 차도 사주고 명품 백도 사주고 연봉도 페이 닥터 원장보다 많이 줬다. 지금도 그러는 원장들이 종종 있다. 그러다보니 또 다른 문제가 생겼다.

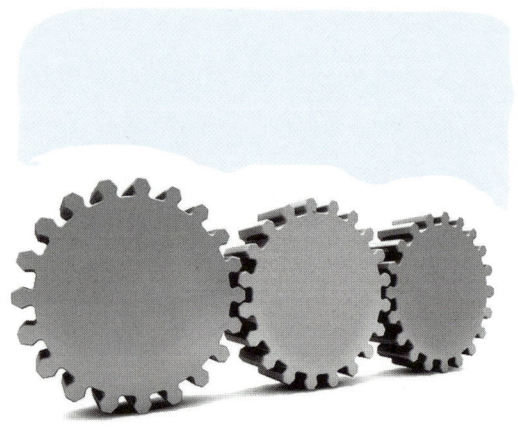

〈시스템을 갖춰야 한다.〉

실장 한 사람에게 매달리다보니 갑과 을의 관계가 뒤바뀌고 실장의 요구대로 끌려가는 일이 발생하는 것이다. 그리고 그 실장이 병원을 나가게 되면 아무것도 할 수 없는 상태가 된다. 심지어 실장이 손님과 개인적으로 연락을 자주하면서 다른 병원으로 옮길 때 환자까지 따라가는 상황이 펼쳐지면 곤란하다. 잘하는 직원과 사이가 좋고 협업해서 매출을 올리는 것은 좋다. 하지만, 사람에게 너무 의지하면 그 사람이 없어졌을 때 원장이 힘들어진다.

4) 병원의 인력 시스템을 갖추자

잘하는 실장이 있으면 좋지만 실장이 전부가 되어서는 안 된다. 모든 직원을 시스템화해야 한다. 전 직원의 실장화가 되어야 하고 한 명의 직원이 나가더라도 큰 동요가 없어야 하며 새로운 직원이 왔을 때 금방 잘 적응해야 한다.

한 분야만 주력하는 어떤 병원은 한 달 매출이 다른 병원 평균 매출의 10배이다. 이곳의 직원은 자신의 주요 포지션이 있지만 전화도 받고 상담도 하고 케어도 한다. 모든 직원이 병원의 모든 일을 다 할 줄 안다. 이들은 수개월에 걸쳐서 트레이닝을 한다고 한다. 그래서 모든 일을 다 할 줄 알게 만드는 것이다. 급한 경우에 어느 누구라도 어떤 자리에 무리 없이 배치할 수 있게 만들어야 공백이 없고 모든 환자에게 똑같이 기분 좋은 서비스를 하게 한다는 것이다.

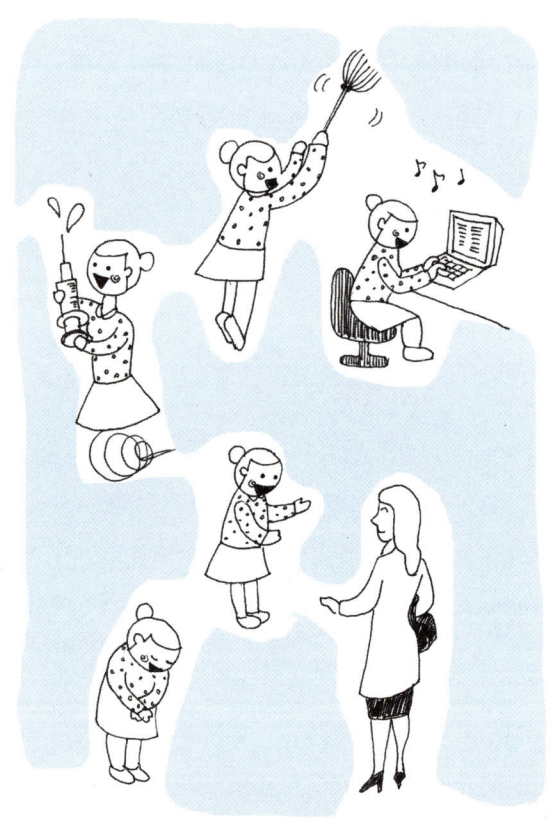

〈직원 모두가 어떤 업무든 소화해 낼 수 있도록 체계화해야 한다.〉

로컬병원은 직원이 몇 명 없기 때문에 한 명의 공백이 큰 문제를 불러일으킬 수 있다. 긴 기간까지는 아니더라도 병원 서비스에 대한 매뉴얼과 시스템을 갖추고 지속적으로 트레이닝을 시켜서 모두가 어떤 자리에서든 평균 이상의 업무 능력을 보일 수 있도록 해야 한다. 특히 이동이 잦은 에스테티션[3]은 잘하면 잘하는 대로 환자들이 따라가서 휩쓸리고 못하면 못하는 대로 직원이 안구해진다. 이런 상황을 인식하고 계속해서 구인 공고를 내고 트레이닝을 시켜서 전 직원이 잘하는 실장이 되도록 해야 한다.

이렇게까지 교육을 시켜놨는데 나가서 다른 병원 좋은 일 시키면 어떡하느냐고? 그렇게 되지 않도록 이 병원에 있고 싶게 만드는 시스템도 잘 갖춰야 한다. 병원 직원과 클라이언트는 제0의 손님이다. 우리 직원이 나한테 시술을 받지 않고 친구나 가족을 데려오지 않는다면, 내 클라이언트가 나에게 시술을 받지 않고 환자도 소개시켜주지 않는다면 나에게 문제가 있는 것이다. 우선 0번째 고객 관리부터 잘하는 시스템을 만들어야 한다.

잘하는 직원에게는 적절하게 보상해줘야 한다. 칭찬은 공개된 곳에서 해주고 잘못한 경우에는 혼자만 있을 때 인격이 아닌 일에 대해서만 지적하고 끝내야 한다. 가장 많은 원장이 범하는 오류 중 하나는 직원이 마음에 들지 않는 것을 환자 시술하면서 혼내는 것이다. 그렇게 되면 시술을 받는 환자도 불안하고 직원도 창피하다. 최악이다. 병원을 나가더라도 좋은 마음을 갖고 나가도록 해야 한다. 직원들이 돈 때문에 어쩔 수 없이 다니거

---

[3] 의료법 제49조에는 미용업을 부대사업으로 신고하여 할 수 있게 되어 있다. 신고하여 적법하게 부대사업을 하고 있는 것을 전제로 한다.

나 나중에 이 병원의 가장 큰 안티가 되게 해서는 안 된다.

 대부분의 사람들은 일이 힘든 건 참을 수 있어도 사람 때문에 힘든 것은 견디지 못한다고 한다. 그렇잖아도 환자를 상대하는 게 얼마나 힘든 일인데 내부에서 불필요한 스트레스를 받는다면 일할 의욕은 당연히 떨어진다. 직원들은 무기력해지고 시키는 일만 겨우 한다. 원장은 직원들이 신나서 일하게 해줘야 한다.

 어느 노원장이 해준 말이 있다. 어린 직원들은 10만 원 20만 원에 일희일비하니까 잘 챙겨줘야 한단다. 본인 차와 집은 좋은 것으로 바꾸면서 직원들에게 주는 10만 원이 아까워서 안 주다 보면 직원들의 반감만 살 뿐이다. 보상을 해줘야 한다는 건 알겠는데 어떻게 해야 할지 몰라서 흐지부지한 경우도 많다. 보통 로컬병원의 직원들은 아직까지도 RN이 그렇게 많지 않다. 아닌 경우도 있지만 집안이 대단히 부자인 경우도 그렇게 많지 않다. 여성들이 많은 집단이기 때문에 그 안에서의 이합집산도 많다. 이런 것들을 잘 챙겨주고 정리해줄 실장을 뽑아야 하고 그런 실장을 원장은 믿어주고 지지해줘야 한다.

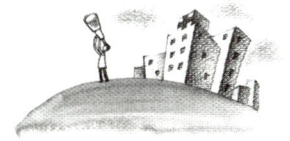

5. 잘된 이벤트는 병원의 효자 상품

"병원 이벤트는 불법 아닌가요?"
의료법을 꼼꼼히 살피면 답이 있다!

1) 이벤트만 잘해도 매출은 늘어난다

 이벤트라는 것이 이번 달에 할인해주는 시술이 될 수도 있고 새로 나온 시술을 소개하는 것일 수도 있다. 신환이나 구환을 위한 이벤트 등 병원에서 하는 이벤트는 신환을 끌어오고 이들을 구환으로, 구환을 충성고객으로 늘릴 수 있는 가장 좋은 방법 중 하나이다. 가지고 있는 환자 규모만으로 이벤트만 잘해도 따로 광고비 들일 것 없이 충분히 좋은 성과를 올릴 수 있다. 지나가다가 간판만 보고 들어왔어도, 회사 근처에 있는 병원이라 무심코 찾아왔어도 이벤트만 잘하면 이들을 충성고객으로 만들 수 있고 이들이 가족을 데려오고 친구에게 소개해주는 등 계속해서 환자와 매출을 늘리고 입소문을 퍼뜨릴 수 있다.

시의적절하게 이벤트를 해주면 병원의 부가가치를 높일 수 있다. 루틴하게 하는 시술 몇 개를 하나로 묶어서 패키지화할 수도 있고 여름이 다가오면 제모나 땀과 관련된 시술을 하고 가을이 되면 색소패키지를 만들 수도 있다. 수험생, 휴가 후 직장인, 수험생 부모님, 웨딩 시즌의 웨딩 이벤트 등 시기별로 하는 이벤트도 있고 시술별로 하는 이벤트도 있다. 이벤트는 무궁무진하다.

그런데 제대로 하는 병원이 없다. 왜일까? 이벤트는 병원에서 가장 큰 환자 유인 알선 행위에 걸릴 수 있는 부분이 많기 때문이다.

2) 이벤트, 합법적인 방법을 찾자

과거에는 이벤트라는 말 자체가 불법이었다. 그러나 지금은 가능하다. 특정 대상이 아닌 모든 사람, 즉 불특정 다수를 대상으로 하는 이벤트는 불법이다. 그러나 수험생 이벤트 등 특정 대상을 상대로 하는 것은 합법이다. 불특정 다수에게 50만 원의 금액을 30%를 할인해주는 것은 불법이지만 특정대상에게 할인해주는 것은 합법이다. 의료법이 계속 바뀌고 있기는 하지만 일단 현재는 기간과 이벤트, 하는 사람들을 정확하게 명시해주면 가능하다.

후기를 써줬다고 선물을 주는 것은 불법이다. 불특정 다수에게 무료로 시술을 해주는 것도 불법이다. 불특정 다수에게 50만 원 금액을 50% 할인하는 것도 불법이다. 그러나 이 시술가격이 25만 원이라고 고시하는 것은 합법이다. 오히려 권장사항이다. 삼겹살집 메뉴판에 '삼겹살(멕시코산) 150g 9,000원'이라고 하는 것처럼 비급여 항목에 한해서 '보톡스 50cc 50만 원'이라는 식으로 오히려 가격 메뉴판을 만드는 것은 권장사항이다. 개인적인 의견이지만 미용실에서 외부에 가격 표시를 해야 하는 것처럼 비급여 항목에 대해서 향후에는 병원도 그렇게 되지 않을까 싶다. 시술했다고 고가의 차나 가방 등을 선물로 주는 것은 불법은 아니지만 비법이다. 혹은 금품제공 행위에 해당될 우려도 있기 때문에 하지 않는 것이 좋다. 이미 단속되고 나면 법원에서 이를 바로잡는 데 시간과 비용이 많이 들기 때문이다.

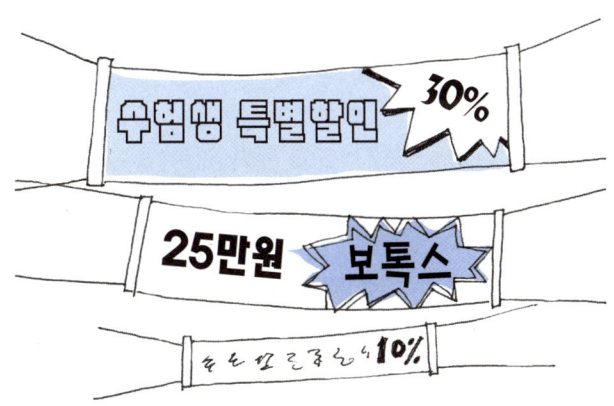

〈합법적 범위 안에서 전문가의 도움을 받은 시의적절한 이벤트를 활용하자.〉

어떤 세부적인 것을 진행하려 할 때 복지부와 심의위원회, 보건소 등 관할 관청마다 특정 이벤트에 대한 허용 여부에 대한 판단이 다른 경우에는 가급적 피하는 것이 좋다. 문제가 되면 이를 바로잡기 위해 시간과 비용을 감당해야 하는 것은 결국 병원이기 때문이다.

안 해도 되는 것이지만 이벤트 없이 루틴한 시술만 계속하게 되면 결국 그 한계를 넘지 못한다. 시의적절한 이벤트는 병원에 활력을 불어넣고 이벤트에 해당되는 사람들은 그때밖에 할 수 없는 시술을 받는 것이기 때문에 병원과 고객 모두에게 혜택이라고 할 수 있다.

강남에 위치한 한 병원이 이벤트를 하다가 영업 정지를 맞은 적이 있다. 의료법에 대한 지식 없이 불특정 다수를 위한 이벤트부터 후기 이벤트 등 다양한 이벤트를 펼치던 중이었다. 보통 이벤트 하나 걸렸다고 영업 정지를 하는 경우는 드물다. 꽤 심한 처분이라고 할 수 있는 영업 정지까지 당한 이유는 너무 많은 이벤트를 했기 때문이다. 도저히 봐줄 수 없는 상황이 된 것이다. 그 원장이 악의를 가지고 이벤트를 펼치지는 않았을 것이다. 잘 몰라서 그냥 했던 것이다. 화장품에는 '국내 최초' 등의 표현을 해도 되고 이벤트에도 제약이 없으니까 그냥 일상적인 이벤트를 펼친다. 그런데 병원은 까다로운 의료법이 있다는 것을 알지 못했던 것이다. 알

앞다고 해도 모든 세부 사항을 자세히 알지는 못하고 광고해주고 홈페이지 맡아서 운영해주는 업체는 더 모르니 그런 얘기를 해주는 곳이 아무 데도 없었다. 이벤트 덕분에 환자는 끌어들였을지 몰라도 영업 정지라는 큰 피해를 보게 된 것이다. 의료법을 벗어나는 이벤트를 하고 있어도 걸리지 않고 있는 것은 아직 다른 병원의 시기 질투를 받을 만큼 매출이 없거나 유명하지 않기 때문이거나 운이 좋은 경우이다. 내가 하고자 하는 것을 다른 병원에서는 안 하고 있다면 왜 그런지 생각해보자. 불법적인 요소는 미리 없애고 가는 것이 좋다.

III 위기관리

- 의료법은 마케팅의 기본
- 반드시 대비해야 하는 병원 위기관리
- 누구도 가르쳐주지 않는 Tip

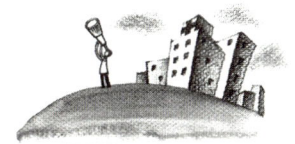

III. 위기관리

1. 의료법은 마케팅의 기본

"지피지기면 백전백승!"
의료법의 테두리를 벗어나면 안 된다.

1) 복잡하고 미묘한 대한민국 의료법

로컬병원에서 가장 많이 문제가 되는 것 중 하나가 의료법이다. 그런데 의외로 이 의료법을 신경 쓰지 못하는 병원들이 많다. 특히 로컬병원은 세부적인 것들이 많아서 일일이 확인하기 어려운 경우가 많다.

컨설팅을 할 때 가장 많이 하는 말이 있다. "원장님 홈페이지에 이런 내용을 게재하는 것, 이렇게 광고하시는 것은 의료법 위반입니다." 원장들은 말한다. "다른 병원은 다 하던데?" 그런데 그것은 운이 좋은 사례, 의료법 위반이 아닌 것은 아니다.

우리나라는 전문가가 아니면 쉽게 이해하기 어려울 정도로 의료법이 복잡하고 관련 기관의 유권해석에 있어 재량의 폭이 넓다. 그 가운데 불특정 다수에게 광고를 하면 안 된다는 점은 눈여겨봐야 하는 것 중에 하나이다. 광고를 많이 하는 성형외과나 피부과, 클리닉을 보라. 아파서 오는 환자가 얼마나 있는가? 그렇기 때문에 의료법에서는 환자를 꼬여서 시술하게 하는 유인알선 행위를 더욱더 엄중하게 다루고 있다.

2) 잘 쓰면 무기, 못 쓰면 독이 되는 의료법

자, 절이 싫으면 중이 떠나는 법이다. 법이 변경되어 합법의 범위가 확대되는 것으로 정리되기 전까지는 법을 따를 수밖에 없다. 의료법을 바꿀 수 없다면 위반하지 않는 범위 내에서 병원을 운영하는 것이 지혜이다. 그럼 어떻게 하면 좋을까?

내가 간과하고 있었던 병원의 의료법 위반 사실을 누군가가 관계 기관에 제보하기 전에 법에 맞춰서 마케팅을 해야 한다. 필자는 시간과 비용이 발생하더라도 마케팅 전에 의료법을 정비하고 가는 것을 원칙으로 시행한다. 하다가 단속에 걸리면 다시 시정하기도 번거롭고 해결하기 위해서 소요되는 시간과 비용은 그야말로 낭비일 뿐만 아니라 마음이 상하는 것도 당연하기 때문이다.

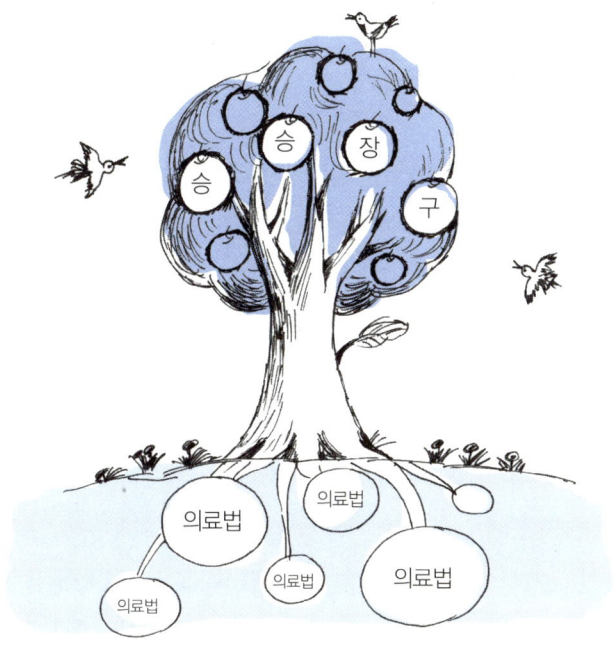

〈의료법은 마케팅의 기본〉

 그런데 여기에서 짚고 넘어가야 할 것이 있다. 병원이 의료법을 위반했다는 것을 과연 누가 제보할 것 같은가? 환자가 제보할 것 같은가? 물론 그런 경우도 있다. 그런데 종합병원에서는 의료사고 등으로 환자에 의한 고발이 많지만 로컬병원의 경우는 좀 다르다. 홈페이지나 광고 등의 위반 사항은 대부분 그 병원에서 일했던 직원이 앙심을 품는다거나 내 병원 옆에 있는 병원 의사, 동업하다가 의절하고 나간 의사, 직원, 안 좋게 끝난 업체들이 상당수를 차지한다는 설이 있다. 환자가 제보하는 경우가 없지는 않지만 의료법에 대해 상세히 알기는 쉬운 일이 아니다. 아는 놈이 더 한다고. 알아야 남도 공격할 수 있는 것이다. 그런데 대부분의 원장이 한두 가지는 알아도 모든 것을 세세하게 알지는 못한다. 필자 같은 컨설팅 전문가나 알 뿐이다. 어떤 경우에는 자신이 걸렸던 것을 다른 병원이 하고 있으면 물귀신 작전에 들어가는 경우도 있다. 그렇다고 그들이 가만히 있는 병원을 신고하는 것은 아니다. 내 환자를 빼앗아 간 신규 병원이나 내 병원은 파리 날리고 있는데 환자들로 문전성시를 이루고 있는 경쟁관계에 있는 병원을 신고하는 것이 대부분이라고 한다.

심의를 받는 광고는 대한의사협회 의료광고심의위원회에 문의하는 것이 원칙이다. 그러나 단속은 보건소에서 하는 것이기 때문에 보건소에도 문의를 해야 한다. 대한의사협회 의료광고심의위원회에서 아무리 괜찮다고 했더라도 보건소에서 단속대상이라고 판단하여 단속하면 사후적으로 법원에 의하여 구제를 받는 수밖에 없다. "저기에서는 된다고 했는데요"라고 해봐야 정상참작의 여지는 있을지 몰라도 단속기관이 없던 것으로 하기는 어렵다. 홈페이지는 심의의 대상이 되는 광고로 보지 않기 때문에 보건소와 복지부 지침을 따르면 된다. 아직 허용 여부에 대해서 명확한 입장이 정리되지 않은 부분에 대해서는 전문가의 조언을 받은 후가 아니면 하지 않는 것이 좋다. 누군가 문제를 삼으면 병원이 곤란해지기 때문이다. "저 병원은 저렇게 하는데 우리 병원은 왜 안 되냐"고 하지 말자. 원래 모두가 할 수 없는 것이다. 다만 아직 단속이 나오지 않았을 뿐이다. 단속에 걸렸을 때 힘든 것은 결국 병원이다.

의료법에 최대한 신경 쓰면서 운영하는 원장이 있다. 그는 병원 운영 시 작은 것부터 하나하나 꼼꼼하게 체크하면서 의료법에 저촉될 만한 요소는 모두 배제하고 운영했다. 그러다보면 너무 밋밋해서 매출이 떨어질 수도 있는데 법에 걸리지 않도록 동영상도 올리지 않고 전후 사진이나 후기, 상담 모두 로그인하도록 했다. 의료법은 아니지만 저작권법에도 걸리지 않도록 자신이 나간 신문 기사 등을 캡처해서 홈페이지에 거는 대신 해당 언론 기관 홈페이지로 링크되도록 했다. 홈페이지에 사용하는 이미지나 폰트도 모두 구매했고 (의료법은 아니지만 걸리는 병원들이 많다) 전후 사진은 모두 환자의 동의를 받았고 차트와 동일하게 준비했다. 그렇다보니 지금은 경쟁 병원에서 이 병원을 어떻게 좀 하고 싶어도 그럴 수 없게 만들면서 승승장구하고 있다.

* 기억해야 할 의료광고 관련 법

1. "우리 원장님이 서울에서 최초로 이 시술을 했고요. 최고로 잘합니다"라는 최상급 표현은 쓸 수 없다.

2. 부작용과 통증이 없다는 표현도 쓸 수 없다.

3. 불특정 다수에게 할인해줄 수 없다. 특정인과 특정 기간에 한해서만 가능하다

4. 비급여 항목에 대한 홈페이지 내 가격 공시는 복지부 권장사항이다. 따라서 가격 공시는 되지만 불특정 다수에게 적용한 할인율은 쓸 수 없다.

5. 전후 사진과 후기는 로그인 후 볼 수 있다.

6. 전후 사진은 전후의 날짜가 있어야 하고 차트와 동일해야 하며 환자의 동의를 받은 동의서가 있어야 한다.

7. 가슴성형 전후 사진이나 비뇨기과 전후 사진, 후기 등은 홈페이지 19금 인증을 받아야 한다.

8. 원장의 경력은 원래 공개 불가였으나 허위 사실이 아닐 경우 공지가 가능하다.

* 현재까지는 통용되고 있지만 변경사항이 있을 수 있으니 반드시 시행 전에 전문가와 상의하는 것이 안전하다.

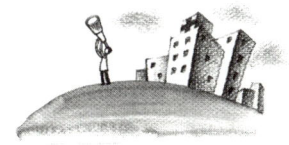

2. 반드시 대비해야 하는 병원 위기관리

"위기는 빨리, 정확하게 해결하라."
모든 상황에 대처할 수 있는 매뉴얼을 만들자.

1) 위기는 순식간에 온다

잘나가던 네트워크 병원을 접는 원장들이 갑자기 늘어났다. 왜 이런 일이 벌어진 것일까? 잘나가던 병원이 무너진 것은 지방에 위치한 네트워크 병원 중 한 곳에서 문제가 된 시술 원료 때문이었다. 지방에 있는 작은 규모의 병원에서 불거진 일이지만 전국에 있는 수많은 병원이 같은 이름을 쓰고 있었기에 한순간에 도미노처럼 무너진 것이다.

> 잘나가는 병원이 있었다. 고급스러운 진료 환경에 치료 후에 챙겨주는 케어나 비오는 날에는 우산을 빌려주는 배려까지 전혀 부족함이 없었다. 이렇게 앞서 나가는 서비스로 잘 나가던 병원이 어느 날 점점 망해가기 시작했다. 그 이유를 알고보니 병원이 워낙 잘 되다보니 대표 원장이 다른 쪽으로 눈을 돌린 것이다. 사업을 시작하면서 해외에도 활발히 진출하고 다른 사업을 확장하면서 외형은 늘었지만 결국 부수적으로 진행한 사업이 실패하면서 병원까지 휘청거리게 된 것이다.

자, 흥했던 병원이 망하기까지 어느 정도의 기간이 필요할 것 같은가? 이 모든 순간은 굉장히 오래 걸릴 것 같지만 그렇지 않다. 모두가 찰나의 순간에 벌어진 일이다.

예를 들어 약재와 관련된 문제가 이슈화됐다고 하자. 기자에게서 전화가 왔다.

"이런 일이 있었습니까? 어찌된 일인가요?"

"아, 네…… 그게…… 저기, 저는 잘 모르겠는데…… 그게요."

우물쭈물하면서 설명을 할 사이도 없이 기사는 나가고 우리 병원은 순식간에 그런 병원이 되는 것이다. 당연히 환자들은 끊기고 오지 않는 환자들을 붙잡고 설명한다고 해도 나는 그저 변명하는 원장밖에는 되지 않는다.

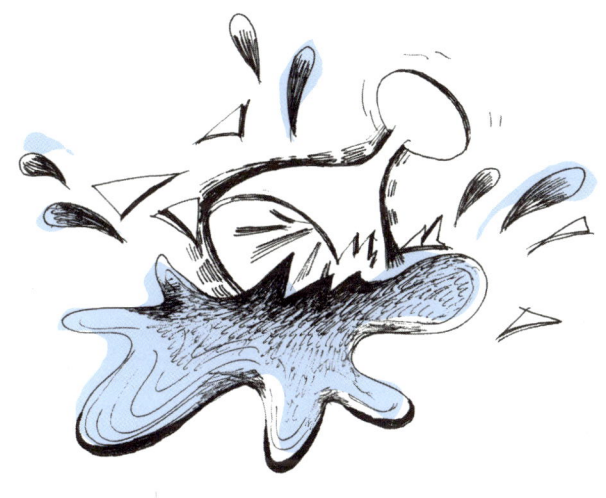

〈위기는 순식간이다.〉

2) 위기관리 매뉴얼을 만들자

　모든 병원은 위기관리 매뉴얼을 갖고 그에 맞춰서 행동해야 한다. 모 대기업 홍보팀에서는 이른바 빨간 매뉴얼, 초록 매뉴얼, 파란 매뉴얼 등 상황에 따른 모든 매뉴얼을 갖추고 있다고 하지 않는가. 어느 회사는 사모님이 바람났을 때의 상황까지 위기관리 매뉴얼에 상세히 준비되어 있다고 한다. 이런 것까지 해야 하나 싶은 내용까지 상세하게 준비하고 대비해야 한다. 마치 민방위 훈련처럼 모든 직원들이 준비하고 미리 연습해둬야 한다. 전화를 받고 우물쭈물하면서 "잠시만요, 담당자 바꿔드릴게요" 하는 사이에 나는 그냥 잘못한 나쁜 원장이 되는 것이다.

그 이후에는 내가 어떤 행동을 하더라도 변명으로 밖에는 취급되지 않는다.

이뿐만 아니라. 진상환자가 나타났을 때, 이들이 병원에서 난동을 피울 때, 원장의 사과전화를 요구할 때 등 병원에서 벌어질 수 있는 모든 상황에 대한 관리체계를 갖추어야 한다. 아직까지도 능력 있는 실장 한 명에게 의지하거나 원장이 상대하고 스트레스 받거나, 이도저도 아니면 그냥 당하거나 하는 등 사람에 의지하는 경우가 많다.

들고 나는 것이 병원 직원인 상황에서 잘하는 실장 하나만 믿고 있다가 그가 다른 병원으로 옮긴다고 하면 그에 휘둘리면서 급여만 더 올려줄 것인가? 아니면 항상 병원에 상주하면서 모든 것에 대처할 것인가? 설령 원장인 내가 대처한다고 해서 모든 일이 잘 풀리겠는가?

준비해야 한다. 그것도 철저하게 시스템적으로 준비해야 한다.

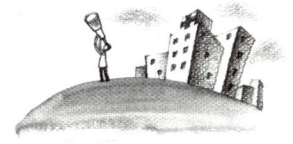

3. 누구도 가르쳐주지 않는 Tip – 좋은 업체 고르는 법

1) 좋은 업체와 만나야 돈을 번다

개원하면 보통 4번 정도 당한다는 설이 있다.

환자에게 한 번 당하고, 세금으로 한 번, 여자에 또 한 번, 그리고 업체에 당한다고 한다. 대부분의 병원이 한 번씩은 업체에 당한다고 한다. 업체에 하도 당해서 나중에는 오히려 원장 본인이 그런 역할을 하는 경우도 있지만 크든 작든 업체에 당하는 원장들은 여전히 꼭 있다. 꼭 업체에서 사기를 치겠다는 의도를 갖고 한 건 아닐지라도 성과가 없고 효율적이지 않았다면 당한 것으로 표현될 수밖에 없다. 왜 그럴까? 잘 모르기 때문이다. 병원 운영, 마케팅과 관련한 내용을 학교나 3차병원에서 수련하면서 가르쳐줄 리 없고 그나마 최근에는 신세대 의사들이 수련 과정에서 환자와 라뽀를 형성하는 법 같은 수업을 한 시간 정도 받는다고 하지만 그것으로는 턱없이 부족하다. 또 그 수업에서도 마케팅 업체 고르는 법 같은 실질적인 내용은 가르쳐주지 않는다. 당연하다. 3차병원의 수련과정은 개원을 위한 것이 아니다. 종합병원 의사를 길러내는 것이다. 공부를 계속해서 교수가 되든 어쨌든 간에 종합병원에 남을 사람들을 위한 것이다.

여기에서 분명하게 구분되어야 할 것은 3차병원에 남을 사람들과 개원의이다. 나는 평생을 개원하지 않고 3차병원에 남아서 끝까지 교수나 직원으로 머물다가 퇴직한 후에도 작은 동네 병원이라도 열지 않고 소일하면서 봉사나 하고 살겠다는 의사들은 이 책을 볼 이유가 전혀 없다. 이 책은 개원을 하려 하거나 혹은 했거나, 나중에라도 개원가에 한번쯤 몸을 담고자 하는 사람, 그리고 기왕 개원했으니 돈이든 명성이든 하나는 이루고 싶은 사람이 가장 먼저 봐야 한다. 그리고 반드시 정독해야 한다. 읽은 후에 의문이 나거나 부족한 내용은 나에게 직접 문의를 해도 좋다. 그러나 앞서 말한 종합병원에 뼈를 묻을 사람은 이 책을 읽지 마라. 이 책은 봉사정신과 희생정신을 강조하는 책이 아니다. 그런 의사들은 자기 전공의 희귀 케이스를 연구하거나 다른 임상에 주력하면서 너그러운 마음으로 환자를 조금이라도

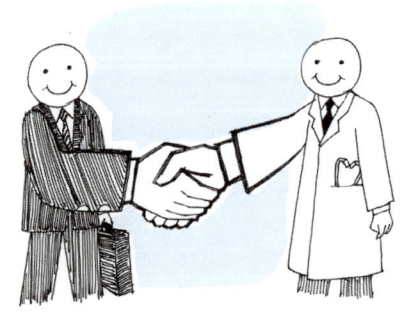

〈좋은 마케팅 업체와 만나야 돈을 번다.〉

빠른 시간에 더 정확하고 친절하게 환자를 대할 수 있도록 노력하라. 새벽 2시, 4시, 6시에 환자가 떼로 찾아와서 잠을 한숨도 못자더라고, 1시간 안에 100명이나 되는 외래환자를 봐야 하는 상황에서도 숨은 병을 찾아내고 의사 본인 또한 병에 걸리지 않고 짜증내지 않는 체력과 인내심, 친절과 봉사, 희생정신을 키워라. 이 책은 절대로 보지 마라.

2) 친분으로 들이대는 업체는 경계하라

좋은 업체는 무조건 실력으로 승부한다. 술자리에서의 영업과 개인적인 친분 쌓기에 열을 올리지 않는다. 물론, 접대 받는 것을 좋아하는 경향의 사람들도 있다. 꼭 접대라고 하기보다는 어울리고 친분을 쌓는 것을 좋아하는 성향들의 사람들도 많다. 수술이 많은 의사들의 경우 수련 시절부터 어려운 수술 뒤에 회식하면서 스트레스를 풀었던 경험 때문에 일과 후에 술 마시는 일을 자연스럽게 느낄 수도 있을 것이다. 그래서 술 마시면서 영업을 하고, 함께 골프를 치면서 계약을 하는 경우도 있다고 한다. 그런데 이렇게 성사된 계약은 얼마나 지속될까? 아니, 다르게 물어보자. 왜 이렇게 영업을 하는 것일까? 실력으로 정정당당하게 일할 수 있는데 말이다. 이런 업체 치고 꾸준하게 제대로 된 성과를 보여주는 경우는 많지 않음을 굳이 설명하지 않아도 알 것이다. 병원의 실질적인 운영내용보다는 사적인 자리에서 더욱 만남을 많이 가지다보면 결국 피해 보는 건 원장인 경우가 많다.

실력이 있다면 술이나 밥, 외모와 사교능력은 굳이 필요 없다고 본다. 특히, 여성인 경우에는 더욱 그럴 수 있다. 괜한 오해를 불식시키는 데에는 실제로 그 성과를 눈앞에 보여주는 것만큼 좋은 본보기는 없기 때문이다. 광고 업체가 너무 잘해줘서 고맙다면 원장은 광고비를 더 주거나, 계약을 연장하거나, 다른 병원을 소개시켜주면 될 일이다. 굳이 밥이나 술로 그 보답을 할 필요는 없다. 상의할 것이 있으면 진료실에서 보면 되고 바쁘면 진료 끝난 뒤 병원에서 보면 된다. 그런데 자꾸 사적인 자리를 통해 접근하는 업체를 보면 제대로 된 업체가 몇 없다.

설령 그런 식으로 친해진다고 해도 문제이다. 계약 관계에 있는 병원과 홍보 업체는 계약된 내용이 실행되지 않았을 때에 정확하게 점검하고 개선해야 하는데 사적인 관계가 되어버리면 싫은 소리를 하기 어려워지는 것이다. 자, 이제 느낌이 좀 오는가? 마케팅, 광고, 홍보, 컨설팅, 병원 관련 업체들이 왜 당신과 술을 마시고 싶어하는지 말이다.

친구가 아닌 이상, 친분은 술로 쌓는 것이 아니다. 실력으로 쌓는 것이다.

잘 살피고 가짜에 속지 말자.

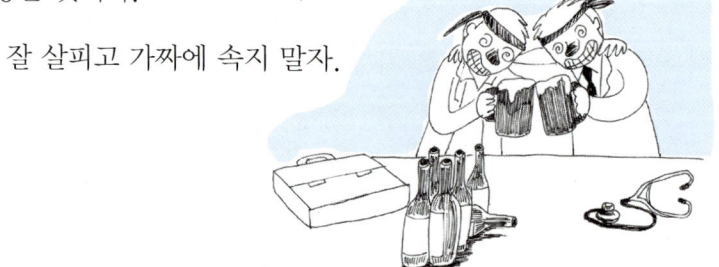

〈친구가 아닌 이상 친분은 실력으로 쌓는 것이다.〉

3) 싸다고 다 좋은 업체인가?

 속담이나 오래전부터 내려오는 말은 모두 괜히 나온 것이 아니다. 선조들의 경험과 많은 이들의 공감을 통해 이어져온 말이다. 그중에 하나. '싼 게 비지떡!' 싼 건 당연히 비지떡인 측면이 있다. 지금 병원도 잘 안 되고 돈도 없는데 당장 결과가 나올지 말지도 모르는 업체의 말만 믿고 어떻게 많은 돈을 내느냐고? 그러다가 계속되는 악순환의 고리를 끊지 못하고 결국 아사 직전에 이르러 병원 폐업하고 새파란 후배의 병원에 페이 닥터로 들어가는 불상사가 벌어지기도 한다.

 제대로 하는 업체는 어차피 작게 주나 많이 주나 그 공임은 비슷하다. 개업할 때 비용이 한꺼번에 들어가는 것처럼 새로운 광고나 홍보를 시작할 때에도 마찬가지이다. 처음에 키워드도 걸어야 하고 배너도 걸어야 한다. 인터넷광고도 해야 하고 잡지광고도 해야 한다. 그렇게 되면 그 세팅 비용도 만만치 않다. 그런데 돈을 적게 지불하겠다고? 당연히 광고 규모나 예산은 줄어들 수밖에 없다. 업체도 땅을 파서 자원 봉사할 수는 없는 이상 답은 이미 나와 있는 것이다. 그런데도 '싸다는 것'을 무기로 삼는 업체들이 정말 많다. 그러면 그 작은 돈마저 아무 효과 없이 사라지는 경우가 많다. 아예 적은 비용으로 관리와 방어 차원의 광고 홍보만 하거나, 아니면 돈을 많이 들여서 공격적으로 치고 나가거나, 둘 중 하나를 선택하는 것이 낫다.

 "우리는 아주 싸게는 하지 않을게요. 중간 정도의 비용으로 대박을 낼 수는 없을까요?" 자신이 살아온 삶을 생각해보라. 그동안 횡재운이 있었는가? 학교 다닐 때에 공부 안 하고 놀기만 했는데 좋은 의대 가고 운 좋게 수련의까지 마쳤는가? 자기 인생을 위해 열심히 투자했기에 지금의 위치에 서게 된 것 아닌가? 중간 정도, 혹은 작은 돈으로도 병원이 잘 되게 도와준다는 말을 믿지 마라. 막상 계약을 하고 돈을 내고 나면 홍보는 6개월에서 1년은 해야 매출이 오른다는 등 말이 많아지는 경우가 많다. 물론 아이템에 따라서 중간 정도의 투자로도 대박날 수 있다. 그런 사례가 없는 것도 아니다. 그런데 그런 특이한 케이스를 강조할 수는 없는 노릇 아닌가? 일반적으로 투자와 결과는 비례한다는 말이다. 요즘에 병원 컨설팅이 돈을 많이 번다는 이상한(?) 소문이 나서인지 다양한 사람들이 다 뛰어들었다. '서비스가 중요하다', '명문대 경영학과를 나왔다', '유명 광고회사의 광고팀에 있었다', '어느 병원을 내가 어떻게 살려 놨다' 등등 그들의 찬란했다는 과거나 말보다는 컨설팅의 결과로 말해야 한다. 이력보다 중요한 것은 의료에 대해서 얼마나 잘 알고 환자들이 원하는 소리를 대신해줄 수 있는가 하는 점이다. 본인이 필요한 부분을 어떻게 해결해주고 매출 향상 등 병원에 어떻게 실질적인 도움을 줄 수 있는지를 잘 살펴보아야 한다. 또한 이력을 나열할 때 자칫 자신의 정보가 유출되지는 않을지도 확인해야 한다. 기업이 아니기 때문에 이력을 나열하다보면 컨설팅 했던 병원의 세부 정보와 노하우가 다른 병원에 공개될 수도 있다는 뜻이다.

저렴한 가격을 제시했다고 덥석 맡기지 말아야 한다. 싼 게 비지떡이라는 것을 인식하고 그 비용으로 어떤 것까지 해줄 수 있는지 명확하게 파악하고 목적도 분명히 해야 한다. 내가 활용할 수 있는 비용으로 방어 정도만 할 것인지, 어떤 분야에 집중할 것인지 판단해야 한다. 비용이 높더라도 초기 비용이 많이 들고 시간이 지나서 광고운용점수가 쌓이면 저렴해질 수 있는 부분이 분명히 있으니까 시간이 지나서 언제쯤, 얼마나 비용을 줄일 수 있는지도 확인하고 조율해야 한다.

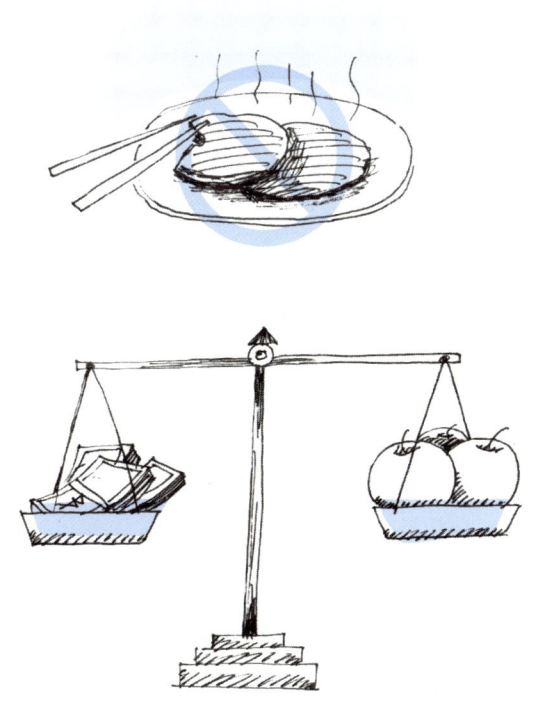

〈비용의 합리성을 생각하자.〉

4) 로컬병원을 얼마나 아는가?

의료법 등 환경의 특수성 때문에 의료 내용을 정확하게 알지 못하면 이 시장에서는 얼마 버티지 못하고 나가떨어지는 경우가 많다. 그런데 대부분의 컨설턴트가 의료에 대해서는 잘 알지 못한다. 그렇다고 종합병원에서 개원가에서 많이 쓰는 지방이식이나 레이저 쓰는 법을 잘 가르쳐주지도 않는다. 사실 의료기기 활용은 기기 회사 사람들이 제일 잘하는 것도 맞는 말일 수 있다. 현장에서는 그 시술을 백만 번 해본 원장이 잘하는 원장이다.

종합병원에서 로컬병원 운영에 대해서는 아무것도 배우지 못하고 나온 의사를 수련시켜줄 수 있는지 확인하라. 의사가 시키는 것만 하면 안 된다. 개원하면서 어떻게 해야 하는지 몰라서 컨설팅 업체를 찾았는데 도리어 의사들에게 해달라고 한다고? 당연히 안 된다. 컨설팅 업체는 적극적으로 아이템을 창출해야 한다. 원장의 성격이나 관심사, 주요 연구 분야, 직원들의 상태까지 모두 고려해서 그에 맞는 아이템을 만들고 특성화시켜주어야 한다. 그리고 그 아이템을 수행해가면서 병원의 인테리어, 전화 받는 법, 환자 응대법에서 더 나아가 필요하다면 치료부분 조언까지도 컨설팅해주어야 한다.

어느 주말. 휴일이라서 쉬고 있는데 한 보드 원장에게서 전화가 왔다. 점을 빼다가 pih가 왔다고 한다. 그리고 좀 파였는데 어떻게 하면 좋겠느냐고 묻는다. 물론 원하는 원장들에

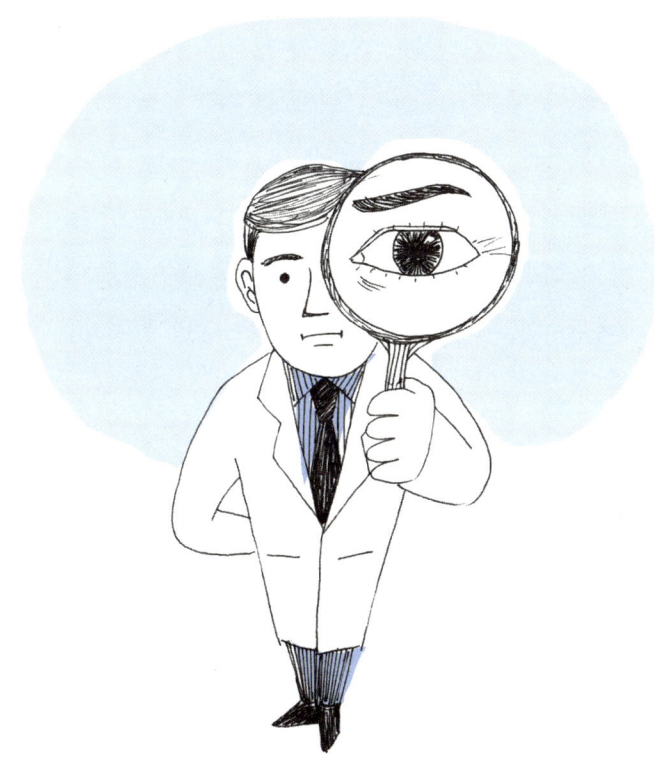

〈지금 내가 필요한 것의 답을 줄 수 있는 업체인지 살펴라.〉

게 IPL을 할 때에 건조한 사람들의 경우에는 번이나 침착이 심하게 올 수 있으니 줄을 좀 어떻게 조절하시고 후처치를 어떻게 하시라는 등 필요한 팁을 줄 때도 있다. 그러나 그는 스펙으로 볼 때 의아할 일이 아닌가? 전화상으로 어떻게 하라고 알 장들이 있다. 왜냐하면 개원가에서 하는 시술 대부분은 종합병원 수련 당시에는 거의 가르쳐주지 않고, 장비 회사 사람들은 자기네 장비가 좋다고 팔고난 뒤에도 병원에 상주하며 케이스마다 돌봐주기는 힘든 상황 아닌가?

이 많은 레이저와 환자 케이스를 어쩌란 말인가? 난감해하는 의사들에게 어떤 장비를 어떻게 조합해서 활용하면 되는지 길을 안내해주어야 한다. 난해한 케이스의 상담과 치료는 어떻게 하면 되는지 가르쳐주어야 한다. 물론 이런 것들이 필요 없는 유능한 원장들도 많다. 그렇다면 그 원장이 잘하는 것을 잘 포장해서 광고만 해주면 된다. 병원과 원장의 상황에 맞게 컨설팅하기 위해서는 의료 내용과 환자에 대해서 잘 알아야 한다. 의사와 직원, 환자의 입장에서 듣고 싶은 말을 들려주고, 가려운 곳을 긁어줘야 한다. 의사는 자기 분야밖에 모른다. 일반인들은 의료 내용이 어려워서 잘 모른다.

각설하고 의사인 당신 자신에게 실질적인 도움을 줄 수 있는 사람이 진정한 컨설턴트이고 좋은 업체이며 그 기본이 의료이다. 무사가 검을 알지 못하는데 어떻게 검을 잘 쓴다고 할 수 있겠는가? 그들과 제대로 이야기해보자. 의료에 대해서 얼마나 아는지 말이다. 복잡한 우리나라 의료 현실 속에서 나를 어떻게 끌고갈 수 있는지만 확인하자. 시간이 좀 걸린다고 한다거나 한 두 분야에만 집중해서 설명한다면 그 업체와는 당장 거래를 끊어도 무방하다.

마무리하며

지금까지 필자가 경험한 내용을 바탕으로 병원 운영에 필요한 핵심 내용을 서술했다.

여러 가지 현실적 한계 상 로컬병원의 다양한 종류와 시술 과목의 모든 사례를 다룰 수 없기 때문에 일반적인 이야기밖에는 쓸 수 없었고 프라이버시 때문에 정확한 지역과 내용을 반영하지는 않았다.

다소 단정적이고 강한 어조로 이야기했다. 그 이유는 작은 부분만 개선해도 밝은 미래가 보이는데 그렇지 못한 의사들, 병원들이 안타까웠기 때문이다.

환자가 같은 돈을 내고 치료를 잘하지 못하는 곳에 가는 것도 안타깝지만 그만하면 괜찮은데 업체에 속거나, 의료법 때문에 병원 운영에 차질이 생기거나, 병원의 미래가 엉뚱한 곳으로 향하는 것도 안타깝다.

약자인 로컬병원 의사들이여!

이제 안티에 휘둘리지도, 업체에 속지도, 의료법에 걸리지도 말고 부디 승승장구하라!